国試頻出項目のエッセンス　学んだ知識の総まとめ

イラストで解る

救急救命士国家試験直前ドリル

第4版

［監修］田中　秀治　国士舘大学大学院
救急システム研究科 教授

［編著］喜熨斗智也　国士舘大学大学院
救急システム研究科 准教授

JN016756

文光堂

監修のことば

　今日，救急救命士は，特定行為の拡大が図られプレホスピタルのプロフェッショナルとして主に病院前において活動している．しかし令和3年5月末には救急救命士法が30年ぶりに改正され，10月1日から病院内でも，医師や看護師に次ぐ「第3の医療従事者」として活動することになった．さらに新型コロナ患者・高齢者の救急搬送が医療機関に集中し医療機関のひっ迫が叫ばれるなか，救急救命士にかけられている期待が高いことを表している．

　救急救命士への期待増と並行して救急救命士に求められる医学的知識は質・量ともに年々増してきている．監修者自身もかつて医学生として医師国家試験を目指していたときに，膨大な情報の海を溺れかかっていた経験がある．しかし複雑な記号や名前を覚えることができず困っていたときに，「ゴロ合わせ」での記憶法が，簡単かつ短時間で理解を進めてくれた．

　本書には，救急救命士が国家試験を無事通過するために覚えなければならないエッセンスが詰め込まれている．しかし，単に覚えるだけでなく，病態とあわせて内容を理解していただけるよう，紙面の構成を工夫した．

　本書をもって国家試験を突破し，大いに救急現場で活躍されることを祈念する．

令和3年9月吉日

国士舘大学 田中秀治

序

　平成3年に救急救命士制度が発足して以降，除細動の包括化，気管挿管，アドレナリンの薬剤投与，平成26年からは心肺停止ではない傷病者に対して静脈路確保及び輸液や血糖測定，ブドウ糖の投与が実施可能になりました。さらに令和3年には救急救命士法が改正され、医療機関内でも救急救命士が救急救命処置を実施できるようになるなど，救急救命士に求められる知識，技術は格段に高くなってきました．

　それに伴い国家試験はより高いレベルが求められるようになり，具体的にはX2問題（5つの選択肢のうち，正しいもの2つを選択する問題）や必修問題（30問のうち8割以上正答しなければならない問題）が導入され，今まで以上に医学的な知識が必要とされているという背景を物語っています．

　本書では，著者自身が救急救命士国家試験を受験した経験を通して，また現在では救急救命士教育をしている立場から，救急救命士国家試験において問題が頻出する部分について，できるだけ理解しやすい内容にまとめることを念頭に置き執筆しました．そのため，「図表」を用いその要点をまとめ，知識を整理するために「チェックワード」を，重要項目を暗記しやすいように「ゴロ合わせ」を作成しました．さらに各項目の後ろには，国家試験で実際に出題された問題も掲載しています．そのほかに付録として，国家試験で狙われやすい内容や数値をピックアップしました．

　これから救急救命士を目指し国家試験を受験される方にはもち

ろん，救急隊員，救急救命士，看護師，その他のメディカルスタッフの方にも知識の整理に使いやすい一冊に仕上がったと自負しています．

　本書が救急救命にかかわる方々の知識向上に少しでも寄与できることを切に願います．

　末尾となりますが，本書をまとめるにあたり，田中秀治先生には大変ご尽力をいただきました．深く感謝を申し上げます．

令和3年9月

<ruby>喜<rt>き</rt></ruby><ruby>尉<rt>の</rt></ruby><ruby>斗<rt>し</rt></ruby>智也

目　次

Ⅰ 人体の構造と機能 ……………………………………… 1

1 人体の構造と機能 …………………… ★★★ 2
2 神経系 ……………………………… ★★ 7
3 呼吸系 ……………………………… ★★ 14
4 循環系 ……………………………… ★ 20
5 消化系 ……………………………… ★ 26
6 泌尿系 ……………………………… ★ 31
7 内分泌系 …………………………… ★ 36
8 血液・免疫系 ……………………… ★ 41

Ⅱ 救急医学概論 ………………………………………… 49

1 観　察 ……………………………… ★★★ 50
2 処　置 ……………………………… ★★★ 59
3 医薬品 ……………………………… ★ 70
4 検　査 ……………………………… ★ 76

Ⅲ 救急症候・病態生理学 ……………………………… 83

1 呼吸不全 …………………………… ★★ 84
2 ショック …………………………… ★★★ 88
3 心肺停止 …………………………… ★★★ 93
4 意識障害 …………………………… ★★ 98
5 頭　痛 ……………………………… ★★ 103
6 胸　痛 ……………………………… ★★★ 107
7 腹　痛 ……………………………… ★★★ 111

Ⅳ 疾病救急医学 ……………………………………… 117

1 神経系疾患 ……………………………… ★★★ 118
2 呼吸系疾患 ……………………………… ★★★ 123
3 循環系疾患 ……………………………… ★★★ 127
4 消化系疾患 ……………………………… ★★★ 133
5 泌尿・生殖系疾患 ……………………… ★★ 138
6 代謝・内分泌・栄養系疾患 …………… ★★★ 143
7 妊娠・分娩と救急疾患 ………………… ★★★ 147

Ⅴ 外傷救急医学 ……………………………………… 155

1 外傷総論（外傷の病態生理，現場活動含む）
　　　　　　　　　 ……………………………… ★★★ 156
2 頭部外傷 ………………………………… ★★ 163
3 脊椎・脊髄外傷 ………………………… ★★ 167
4 胸部外傷 ………………………………… ★★★ 172
5 熱　傷 …………………………………… ★★★ 176

★＝重要度

付録

● 絶対に覚えよう！ 必修問題対策……………………… 184
● 国試に出る数値－必須ポイント……………………… 194

Ⅰ 人体の構造と機能

1 人体の構造と機能　重要度 ★★★

●人体の構造と機能に関する問題では，

①軸と面に関する問題

②体腔内臓器に関する問題

③細胞に関する問題

④体液に関する問題

が多く出題されている.

この項目からは毎回3, 4問出題されており，身体の仕組みの基礎になるので，しっかり覚えよう！

★細胞の構造と機能

人体は約数十兆個の細胞で形成されている. 大きさは $10\mu m$ 程度であり，人体でもっとも大きな細胞は卵子で約 $200\mu m$ である.

名　称	説　明
核	DNA を保有し，細胞の活動を制御する
細胞小器官：細胞内の一定の機能を有する有形質	
ミトコンドリア	ATP を合成する
リボソーム	蛋白質を合成する
リソソーム	有機物を分解する酵素をもち，細胞内消化作用を行う
ゴルジ装置	細胞内外の物質の貯蔵と供給を行う
小胞体	蛋白質や脂質の合成を行う. 外側にリボソームの付着したものを粗面小胞体，付着していないものを滑面小胞体という
中心体	染色体を引きつける中心となる

★体液

　体液は身体中の水分であり，体重に占める水の割合は乳児で約75%，成人男性で約60%，成人女性で約55%である．体液は細胞内液と細胞外液に分けられる．それぞれの特徴を表に示す．

	細胞内液	細胞外液
体重の占める割合 （成人男性の場合）	40%（約2/3）	20%（約1/3） （血漿5%，間質液15%）
おもな成分	カリウム，マグネシウム，リン酸，硫酸，蛋白質	ナトリウム，カルシウム，塩素，重炭酸
浸透圧	等しい	

★身体の軸と面

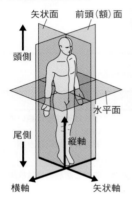

軸・面	説　明
縦（長）軸	頭と足を結ぶ縦方向の軸で，横（水平）軸と直角
横（水平）軸	左右を結ぶ横方向の軸で，縦軸と直角
矢状軸	背中とお腹を結ぶ身体の前後の軸で，縦軸と横軸はそれぞれ直角
矢状面	身体を左右に切る面．左右対称で身体の中心を通る面を正中面という
前頭（額）面	身体を前後に切る面で，矢状面に垂直な面
水平面	床に平行で，身体の横断面である．ちょうどCT検査でみる面

（画像ラベル：矢状面，前頭（額）面，頭側，水平面，尾側，縦軸，横軸，矢状軸）

★筋組織

	骨格筋	心筋	平滑筋
分　布	四肢，体幹，顔面など	心臓	臓器，血管
横紋構造（横紋筋）	あり	あり	なし
随意・不随意の別	随意	不随意	不随意
支配神経	体性神経	自律神経	自律神経

★脊椎と臓器・組織の位置関係

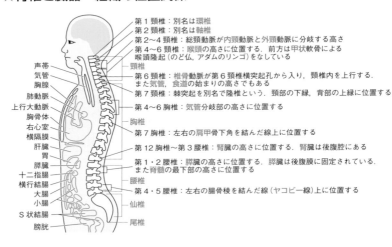

第1頸椎：別名は環椎
第2頸椎：別名は軸椎
第2～4頸椎：総頸動脈が内頸動脈と外頸動脈に分岐する高さ
第4～6頸椎：喉頭の高さに位置する．前方は甲状軟骨による
喉頭隆起（のど仏，アダムのリンゴ）をなしている

頸椎

第6頸椎：椎骨動脈が第6頸椎横突起孔から入り，頸椎内を上行する．
また気管，食道の始まりの高さでもある
第7頸椎：棘突起を別名で隆椎という．頸部の下縁，背部の上縁に位置する
第4～6胸椎：気管分岐部の高さに位置する

胸椎

第7胸椎：左右の肩甲骨下角を結んだ線上に位置する
第12胸椎～第3腰椎：腎臓の高さに位置する．腎臓は後腹腔にある
第1・2腰椎：膵臓の高さに位置する．膵臓は後腹膜に固定されている．
また脊髄の最下部の高さに位置する

腰椎

第4・5腰椎：左右の腸骨稜を結んだ線（ヤコビー線）上に位置する

仙椎

尾椎

声帯
気管
胸腺
肺動脈
上行大動脈
胸骨体
右心室
横隔膜
肝臓
胃
膵臓
十二指腸
横行結腸
大腸
小腸
S状結腸
膀胱

★体腔の位置と臓器

人体には頭蓋腔，胸腔，腹腔の3つの大きな体腔がある．

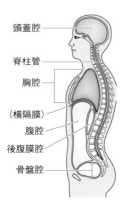

頭蓋腔
脊柱管
胸腔
（横隔膜）
腹腔
後腹膜腔
骨盤腔

体　腔	臓　器	特　徴
頭蓋腔	脳	下方は脊柱管に続いている 脊柱管内は脊髄が連なっている
胸　腔	肺，気管，心臓，大血管，食道	胸腔と腹腔の境は横隔膜である
腹腔：腹膜腔，後腹膜腔，骨盤腔の3つに分けられる		
腹膜腔	肝臓，胃，脾臓，小腸，横行結腸	腹膜で囲まれている
後腹膜腔	膵臓，腎臓，副腎，尿管，大血管，十二指腸，上行結腸，下行結腸	腹腔の後方部分にある
骨盤腔	男性：膀胱，前立腺，精嚢，直腸 女性：膀胱，子宮，卵巣，直腸	後腹膜腔の下方で骨盤に囲まれた部分

★デルマトーム

脊髄神経が支配する体表の皮膚領域を示したもの.

デルマトームの目安

T4：乳頭，T10：臍

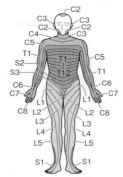

★ヤコビー線

左右の腸骨稜を結んだ
線であり，外傷傷病者に対
する骨盤骨折の観察の際
に触れる位置である.

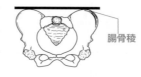

腸骨稜

★ 後腹膜臓器の覚え方

5時 12分に噴水の下で

5― 後腹膜臓器	に―― 尿管
時― 腎臓	噴―― 腹部大動脈
12― 十二指腸	水の― 膵臓
分― 副腎	下―― 下大静脈

★細胞外液と細胞内液の成分

長い毛ない

な　がい　け　ない

Na（ナトリウム）＝細胞外液，K（カリウム）＝細胞内液

問題 **1**　体液の内訳（成人男性の体重に対する割合）で血漿を示す分画は
どれか．1つ選べ．　　　　　　　　　　　　　（第40回・B問2）

1．A
2．B
3．C
4．D
5．E

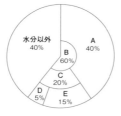

水分以外
40%

A
40%

B
60%

C
20%

D
5%

E
15%

答え　4

問題 **2**　細胞内液に比べ，細胞外液に高濃度で含まれるイオンはどれか．
2つ選べ．　　　　　　　　　　　　　　　　　（第40回・A問4）

1．リン酸イオン
2．カリウムイオン
3．クロールイオン
4．ナトリウムイオン
5．マグネシウムイオン

答え　3, 4

問題 **3**　後腹膜に位置する臓器はどれか．1つ選べ．

（第43回・B問1）

1．胃
2．肝　臓
3．脾　臓
4．虫　垂
5．十二指腸

答え　5

2 神経系

重要度 ★★

●神経系の解剖に関する問題では, ………………………

①12 の脳神経とその機能に関する問題

②自律神経（交感神経・副交感神経）の作用に関する問題

③脳の部位とその機能に関する問題

が多く出題されている.

この項目からは毎回 1～3 問出題されている. とくに①, ②の出題率は高い. 脳神経のそれぞれの機能についてはしっかり覚えよう！

★12 の脳神経の機能と障害時の症状

No.	名 称	性状	機 能	障害時の症状
Ⅰ	嗅神経	知覚	嗅ぐ	嗅覚脱失
Ⅱ	視神経	知覚	見る	視力・視野障害
Ⅲ	動眼神経	運動 自律	眼球運動, 眼瞼挙筋 瞳孔括約筋, 毛様体筋	眼球運動障害, 眼瞼下垂 対光反射消失, 散瞳
Ⅳ	滑車神経	運動	眼球運動（上斜筋）	眼球運動障害
Ⅴ	三叉神経	知覚 運動	顔面・鼻・口・歯の知覚 咀嚼運動	顔面の知覚障害 咀嚼運動障害
Ⅵ	外転神経	運動	眼球運動（外直筋）	眼球運動障害
Ⅶ	顔面神経	運動 知覚 自律	表情筋の運動 アブミ骨筋 舌前 2/3 の味覚 外耳・外耳道・鼓膜外面の知覚 涙腺・唾液腺・鼻汁の分泌	顔面表情筋麻痺, 兎眼 聴覚過敏 舌前 2/3 の味覚障害 左記の知覚障害 唾液分泌・涙分泌障害
Ⅷ	内耳神経	知覚	蝸牛神経（聴覚）， 前庭神経（平衡覚）	聴覚の障害 平衡機能の障害

IX	舌咽神経	運動	咽頭筋・喉頭筋	嚥下障害
		知覚	舌後 1/3 の味覚 口蓋・咽頭, 中耳の一部	舌後 1/3 の味覚障害 左記の知覚障害, 咽頭反射消失
		自律	唾液腺の分泌(耳下腺)	唾液分泌障害
X	迷走神経	運動 知覚 自律	咽頭筋・喉頭筋 喉頭蓋, 耳介後部, 外耳道の一部 胸腔・腹腔内臓器	声帯麻痺, カーテン徴候 左右の知覚障害 心臓, 気管, 腸管の運動, 括約 筋の調節
XI	副神経	運動	僧帽筋, 胸鎖乳突筋	肩の挙上運動障害
XII	舌下神経	運動	舌の運動(舌筋)	舌を前に出す運動の障害

▶脳

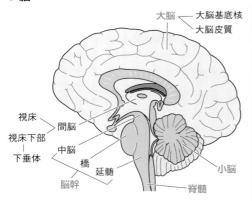

大脳の 部位	障害時の症候
前頭葉	情動異常, 行動異常 病識欠如, 失禁 認知機能低下
頭頂葉	失認, 失行 左右失認, 手指失認 ゲルストマン徴候
側頭葉	記憶障害, 聴覚障害, 情動異常 行動異常, 感覚性失語 反対側同名性視野欠損
後頭葉	反対側の同名半盲

部 位	役 割
大脳皮質	言語, 運動, 思考, 感情
大脳基底核	運動(障害により不随意運動や筋緊張異常になる) 大脳基底核:淡蒼球, 被殻, 尾状核に分けられる
視 床	視覚, 聴覚, 知覚の中継核
視床下部	食欲, 口渇, 性欲, 体温調節の中枢 下垂体と連なっており, ホルモン分泌調整も行う
小 脳	平衡感覚, 姿勢の制御, 協調運動, 構語
脳 幹	意識・呼吸・循環の中枢, 知覚と運動の伝導路

★自律神経

　外の環境に合わせて身体の状態を自動的に変化させる器官を自律神経という．自律神経には交感神経と副交感神経があり，二重の支配で拮抗的に働いている．第1胸髄〜第3腰髄からは交感神経が出ており，脳幹および第2〜4仙髄からは副交感神経が出ている．ちょうど副交感神経が交感神経をはさんでいる形になる．図に自律神経の出ている様子とそれぞれの機能について示す．

▶交感神経と副交感神経

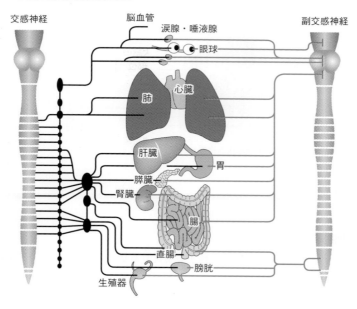

▶自律神経系の仕組み

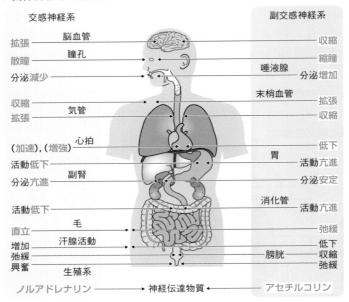

交感神経系		副交感神経系
拡張	脳血管	収縮
散瞳	瞳孔	縮瞳
分泌減少	唾液腺	分泌増加
収縮	末梢血管	拡張
拡張	気管	収縮
(加速), (増強)	心拍	低下
活動低下	胃	活動亢進
分泌亢進	副腎	分泌安定
活動低下	消化管	活動亢進
直立	毛	弛緩
増加	汗腺活動	低下
弛緩	膀胱	収縮
興奮	生殖系	弛緩
ノルアドレナリン	→ 神経伝達物質 ←	アセチルコリン

★神経伝達物質

　脳内でニューロン間の信号伝達を媒体する物質であり，アドレナリン，ノルアドレナリン，ドパミン，アセチルコリンなどのことを示す.

　そのうち，交感神経の神経伝達物質は**ノルアドレナリン**であり，副交感神経の神経伝達物質は**アセチルコリン**である.

★脳血流

　脳のエネルギー源の大部分は**ブドウ糖**である. 脳の酸素消費量は全体の20%を占め，脳血流は全体の 15% に相当する. 脳血流は「平均血圧－頭蓋内圧」で計算することができる.

★言語中枢

言語中枢は右利きの人は 95％以上，左利きの人は 70 ～ 80％ の割合で左大脳半球に存在する．

チェックポイント

★眼と脳神経

視る：視神経（Ⅱ）

動かす：動眼神経（Ⅲ），滑車神経（Ⅳ），外転神経（Ⅵ）

★まぶたの開閉と脳神経

開ける：動眼神経（Ⅲ）

閉じる：顔面神経（Ⅶ）

★顔と脳神経

顔を動かす（運動）：顔面神経（Ⅶ）

顔を触っているのがわかる（知覚）：三叉神経（Ⅴ）

ゴロ
合わせ

★12 の脳神経

> **嗅いで視る，動く車の三の外，顔の内を**
> **舌が迷う，ふ～ん下か（舌下）**

嗅いで― 嗅神経	三の― 三叉神経	舌が――― 舌咽神経
視る―― 視神経	外―― 外転神経	迷う――― 迷走神経
動く―― 動眼神経	顔の― 顔面神経	ふ～ん――― 副神経
車の―― 滑車神経	内を― 内耳神経	下か（舌下）― 舌下神経

★言語中枢の部位

> ## 前はブローで，横は植える

前は————— 前頭葉　　　　　側(よこ)は— 側頭葉
ブローで— ブローカー中枢　　植える————— ウェルニッケ中枢

★交感神経の神経伝達物質

> ## メルアド，交換

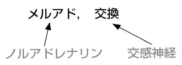

*片方を覚えておけば，副交感神経はアセチルコリンとわかる.

★副交感神経を含む脳神経

> ## 服交換しに港区へ

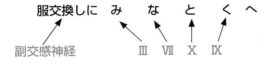

問題 **1** 身体の平衡と姿勢の制御とに関連している中枢神経組織の部位を示しているのはどれか．1つ選べ．

（第40回・B問1）

1．A
2．B
3．C
4．D
5．E

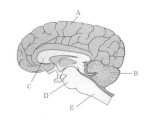

答え 2

問題 **2** 脳神経と機能の組合せで正しいのはどれか．1つ選べ．

（第43回・A問4）

1．視神経 ——————— 眼球運動
2．動眼神経 ——————— 視　覚
3．三叉神経 ——————— 顔面表情筋の運動
4．顔面神経 ——————— 顔面知覚
5．舌咽神経 ——————— 嚥下機能

答え 5

問題 **3** 交感神経系が興奮すると起こるのはどれか．2つ選べ．

（第42回・A問2）

1．血圧が上昇する．
2．心拍数が減少する．
3．呼吸数が減少する．
4．静脈系の血管が拡張する．
5．神経終末からノルアドレナリンが放出される．

答え 1, 5

3 呼吸系

重要度 ★★

●呼吸系の解剖・生理に関する問題では、⋯⋯⋯⋯⋯⋯⋯⋯

①気管・気管支に関する解剖・生理の問題

②呼吸のメカニズムに関する問題

が多く出題されている.

この分野からは毎回 1, 2 問程度出題されており、過去、難問といわれる正解率の低い問題の出題が多かった. しかし、ここ 5 年をみると、基本的な解剖、とくに気管に関する問題が多く出題されているため、頭のなかで気管・気管支がイメージできるように絵を覚えよう！

★咽頭

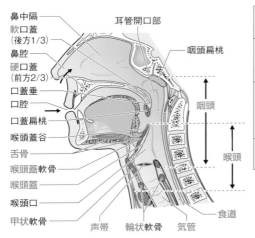

切歯から喉頭までの長さ	12〜13cm
喉頭の位置	第 4 〜 6 頸椎の前方(喉頭隆起のあるところ)
喉頭を形成する軟骨	喉頭蓋軟骨 甲状軟骨 輪状軟骨 披裂軟骨
上気道の部位	鼻腔から喉頭まで

★呼吸の機能

呼吸中枢	延髄(橋)
呼吸筋	横隔膜筋，肋間筋群
胸腔内の圧	陰圧 吸気時：－4～－8cmH₂O 呼気時：－2～－4cmH₂O 努力吸気：－40cmH₂O 努力呼気：＋40cmH₂O
正常呼吸数	新生児：約40～60回/分 2歳児：約30回/分 成　人：約14～20回/分
1回換気量 (1回の呼吸で吸い込む量)	約500mL
肺・気管支の栄養血管	気管支動脈
肺・気管支の神経	迷走神経と交感神経

★気管・気管支・肺

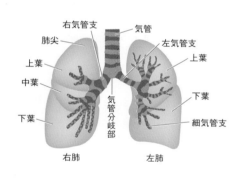

	右気管支	左気管支
長　さ	2cm	5cm
太　さ	太い	細い
角　度	20～25度	40～45度

切歯から気管分岐部までの長さ	男：25cm 女：23cm
気管の位置	第6頸椎から第4～6胸椎
気管分岐部の位置	第4～6胸椎の高さ
気管の太さ	16.5mm
気管の長さ	10cm

	横隔膜	肋間筋
神　経	横隔膜神経	肋間神経
神経の出ている部位	第3～5頸髄	第1～11胸髄
安静時吸気量の割合	70%	30%

★喉頭

喉頭は気管の入口にある器官で，第4，5，6頸椎の前方に位置し，おもに**喉頭蓋軟骨**，**甲状軟骨**，**披裂軟骨**，**輪状軟骨**の4種の軟骨で構成されている．甲状軟骨は「のど仏」や「アダムのリンゴ」ともいわれる．

上気道閉塞時に緊急で気道を確保しなければならないときに**輪状甲状間膜**（靱帯）を穿刺，切開して気道確保を行うことがある．

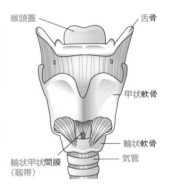

★輪状軟骨

気管軟骨はU字で，しかも背側には軟骨がないが，輪状軟骨はO字で丸いという特徴がある．

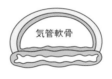
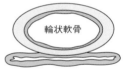

★BURP法

BURPはB：Back，U：Up，R：Right，P：Pressureの頭文字をとって名づけられたものであり，喉頭展開をした際に声門が確実に視認できない場合に用いる方法である．

★気管支

左気管支は心臓で持ち上げられて横になっている．

右気管支は太くて短くて縦である．だから異物が入りやすい．

★気道の最狭部

成人：声門裂

乳児：輪状軟骨部

マメ知識

★呼吸に関する筋と神経支配

横隔膜：第 3 ～ 5 頸髄からの横隔膜神経で支配

肋間筋：第 1 ～ 11 胸髄からの肋間神経で支配

★酸素解離曲線

酸素解離曲線とは，血漿中に溶けている酸素分圧（PO_2）と，ヘモグロビンに結合している酸素の割合（SO_2）の関係を示すものである．

縦軸にヘモグロビンと結合している動脈血酸素飽和度（SaO_2）を，横軸に動脈血酸素分圧（PaO_2）を表す．

正常では肺胞内の酸素分圧は 100mmHg で酸素飽和度は約 98％であり，酸素分圧 60mmHg では酸素飽和度が約 90％となる．

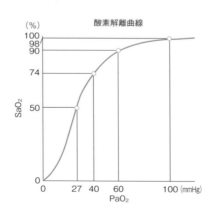

酸素解離曲線

★ 呼吸の調節の受容体の部位

PaO₂（動脈血酸素分圧）：頸動脈小体と大動脈小体

PaCO₂（動脈血二酸化炭素分圧）：延髄

★ CO₂ ナルコーシス

正常時は PaO_2 の低下，$PaCO_2$ の上昇を受容体が感知すると呼吸が促進される.

COPD などの基礎疾患があると，常に $PaCO_2$ が高い状態にあり，延髄の受容体が機能しなくなるため，呼吸の調節は PaO_2 を感知する頸動脈と大動脈の小体に頼ることになる.

その状態で高濃度酸素を投与して，いつも以上に過剰な酸素が体内に入ると，体は「十分に酸素があるので呼吸をしなくてもいい」と判断し，呼吸が停止する. そうなると，体内から CO_2 は排出されずに，どんどん溜まっていく. CO_2 が体内に溜まると血液はアシドーシスに傾き，さらに呼吸が抑制されるという悪循環を起こし，昏睡状態から死亡に至る危険もある. これを CO_2 ナルコーシスという.

★ 吸気筋群の覚え方

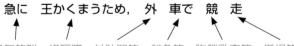

急に王かくまうため，外車で競走

急に	王かくまうため，	外	車で	競	走
↑	↑	↑	↑	↑	↑
吸気筋群	横隔膜	外肋間筋	斜角筋	胸鎖乳突筋	僧帽筋

問題 1 成人の気管・気管支について正しいのはどれか．1つ選べ．
(第42回・A問5)

1．気管は食道後面を下行する．
2．気管分岐部の高さは第8〜10胸椎である．
3．右の気管支は左に比べて短い．
4．右の気管支は左に比べて細い．
5．右の主気管支は左に比べ正中位置から分岐角度が大きい．

答え 3

問題 2 PaO_2 値＜動脈血酸素分圧＞が 90mmHg を示す時の最も近似の SpO_2 値＜酸素飽和度＞はどれか．1つ選べ．
(第44回・A問30)

1．95%
2．85%
3．75%
4．65%
5．55%

答え 1

問題 3 動脈血二酸化炭素分圧の変化を感知する中枢化学受容体はどこにあるか．1つ選べ．
(第41回・A問8)

1．大　脳
2．中　脳
3．小　脳
4．橋
5．延　髄

答え 5

4 循環系

重要度 ★

●循環系の解剖・生理に関する問題では,

①心臓から出る各血管と各部屋の弁の名称に関する問題

②拍出量などの生理に関する問題

が多く出題されている.

この分野からは毎回1問程度出題されており,心臓だけでなく動脈,静脈に関する問題も出ているので気をつけよう!

★心 臓

大きさ	握り拳程度
重 さ	250g 程度
膜	心外膜(外層) 心筋(中層) 心内膜(内層)
筋 肉	心筋(自動能を有する)
栄養血管	冠状動脈
心拍数 (成人)	60〜80 回 / 分
心拍出量	5L/ 分, 70mL/ 回 (1 回拍出量)
循環血液量 (体重 60kg の場合)	体重の 8% (約 5L)

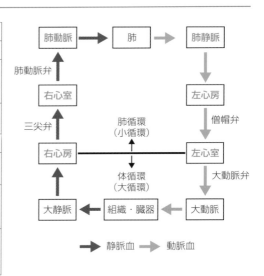

▶心臓の内腔と血液の流れ

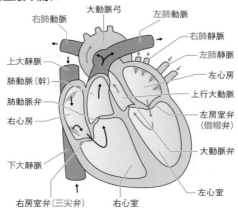

心臓弁の特徴	右心系	左心系
房室弁	右房室弁（三尖弁）	僧帽弁（二尖弁）
動脈弁	肺動脈弁	大動脈弁
心室壁	2〜4mm（薄い）	8〜11mm（厚い）
心室の収縮期圧	15〜35mmHg	100〜120mmHg

▶刺激伝導系

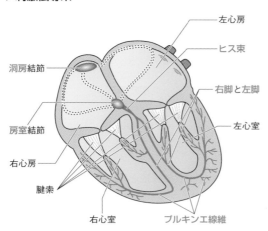

▶刺激伝導系の流れ

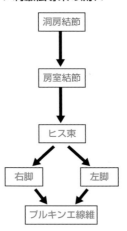

★動脈・静脈・毛細血管

　静脈は動脈より血管壁の伸びやすさ（コンプライアンス）が 24 倍もある.

　平常時に静脈には全血液量の約 60 ～ 70％の血液量が存在する.

▶血管壁の構造

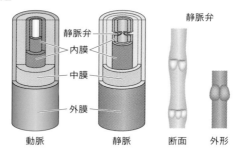

静脈弁
内膜
中膜
外膜

静脈弁

動脈　静脈　断面　外形

▶体表から脈が触れやすい動脈と部位

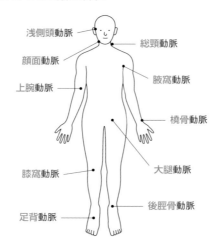

浅側頭動脈
顔面動脈
上腕動脈
総頸動脈
腋窩動脈
橈骨動脈
膝窩動脈
大腿動脈
後脛骨動脈
足背動脈

　乳児は上腕動脈，小児は頸動脈，大腿動脈で脈拍を確認する.

★平均血圧とは血管内の平均圧のこと

平均血圧の式：（収縮期血圧 − 拡張期血圧）× 1/3 + 拡張期血圧

例：120/60 の場合

（120 − 60）× 1/3 + 60 = 80　平均血圧は 80mmHg となる.

★心拍出量の式

心拍出量 = （1 回拍出量 × 心拍数）

★脈圧

脈圧 = 収縮期血圧 − 拡張期血圧　（脈圧の正常範囲は収縮期血圧の 1/3 程度）

★冠状動脈

冠動脈は大動脈起始部のバルサルバ洞から起こり，心筋に酸素を供給する動脈のことである．おもに右冠動脈，左冠動脈前下行枝，左冠動脈回旋枝の 3 本の血管に分けられる.

冠動脈は他の動脈と違い，心臓の収縮期に血流が減少し，拡張期に血流が増加する，という性質をもつ.

★フランク・スターリングの法則

「拡張期に心室に流入する血液が多いほど，心収縮力が増強し，心拍出量が増加する」という法則である．つまり，心臓のポンプ機能は心臓がどの程度伸縮するかによるということである．なお，心不全ではポンプ機能が働かず静脈に血液が停滞するため，この法則があてはまらない.

★心臓の弁

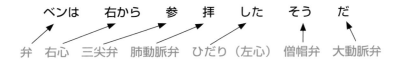

ベンは 右から 参 拝 した そう だ

弁　右心　三尖弁　肺動脈弁　ひだり（左心）　僧帽弁　大動脈弁

★刺激伝導路

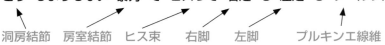

どう　しようもない　暴力　で　ヒスって　右足　も　左足　も　プ〜ルプル

洞房結節　房室結節　ヒス束　右脚　左脚　プルキンエ線維

★左房室弁

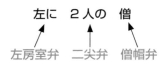

左に　2人の　僧

左房室弁　二尖弁　僧帽弁

問題 1

図の矢印で示した部位はどれか．1つ選べ．

（第 39 回・B 問 2）

1．右心房
2．肺動脈
3．左心房
4．左心室
5．大動脈

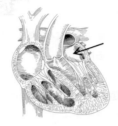

答え　3

問題 2

体表から脈の触知が可能な動脈はどれか．1つ選べ．

（第 44 回・A 問 2）

1．鎖骨下動脈
2．腕頭動脈
3．総腸骨動脈
4．膝窩動脈
5．前脛骨動脈

答え　4

問題 3

平常時に静脈に存在している血液量は全血液量の約何 % か．
1つ選べ．

（第 43 回・A 問 9）

1．80%
2．65%
3．50%
4．35%
5．20%

答え　2

5 消化系

重要度 ★

●消化系の解剖・生理に関する問題では，⋯⋯⋯⋯⋯⋯⋯⋯

①それぞれの臓器の機能と分泌ホルモンに関する問題（とくに膵臓！）

②消化器の部位の名称に関する問題

が多く出題されている．

この分野から毎回 1 問程度出題されており，どの消化酵素がどの成分に働くか，どこから分泌されるか，を覚えよう！

★消化系

消化器は口腔からはじまり，食道，胃，腸を通り肛門までつながっている．すべて管腔臓器である．それに加え消化を助けるために肝臓や膵臓からさまざまな酵素やホルモンが分泌され，食物の消化を行っている．

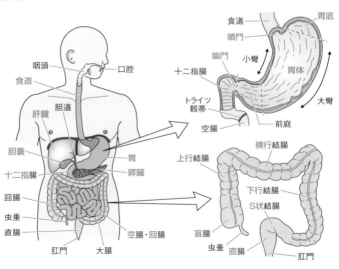

小腸：十二指腸・空腸・回腸（十二指腸と空腸の間には**トライツ靱帯がある**）

大腸：盲腸・上行結腸・横行結腸・下行結腸・S状結腸・直腸

	分泌物	目 的	構造・機能	特 徴
口腔	唾液 舌リパーゼ プチアリン	デンプン分解	咀嚼 嚥下	唾液：約1L／日
食道	なし	食物を胃に運ぶ	蠕動運動にて食物を運搬 長さ：25cm 粘膜と筋層からなり，漿膜はない	3ヵ所の生理的狭窄部位 • 食道起始部 • 気管分岐部 • 食道裂孔部
胃	ペプシン	蛋白質分解	食べ物を胃酸でドロドロにする	胃液：1〜1.5L／日 胃内停滞時間：2〜4時間
小腸	マルターゼ スクラーゼ ラクターゼ アミノペプチダーゼ リパーゼ	デンプン分解 蛋白質分解 脂肪分解	十二指腸・空腸・回腸から構成される 消化した食物の栄養素の90％以上を吸収 長さ：6〜7m 腸液：2〜3L/日	バウヒン弁が腸内容物の逆流を防いでいる 食物通過時間：3〜6時間
大腸	なし	水分・塩類の吸収	水分は浸透圧勾配，塩類は能動的に吸収	食物通過時間：10〜20時間
肝臓	胆汁	栄養素の処理，貯蔵，解毒，分解，排泄	グリコーゲンの合成，分解，貯蔵 蛋白質の合成，代謝 ビタミン・ホルモンの活性化，貯蔵，分解，解毒 胆汁の生成(500〜1,000mL／日)	胆汁の95％は十二指腸に分泌されたのちに回腸で再吸収される．これを「腸肝循環」という
膵臓	アミラーゼ トリプシン リパーゼ	デンプン分解 蛋白質分解 脂肪分解	消化液の分泌(外分泌機能) 十二指腸(ファーター乳頭)に消化液が流れる	膵液：500〜800mL／日
	グルカゴン(α細胞) インスリン(β細胞)	血糖値↑ 血糖値↓	血糖調節ホルモンを分泌(内分泌機能)	

ゴロ合わせ

★消化酵素

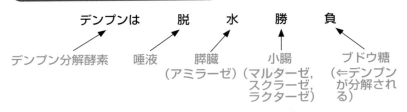

デンプンは脱水勝負

デンプンは	脱	水	勝	負
デンプン分解酵素	唾液 （アミラーゼ）	膵臓	小腸 （マルターゼ, スクラーゼ, ラクターゼ）	ブドウ糖 （⇐デンプン が分解され る）

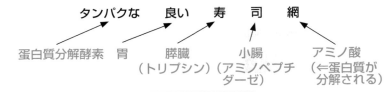

タンパクな良い寿司網

タンパクな	良い	寿	司	網
蛋白質分解酵素	胃	膵臓 （トリプシン）	小腸 （アミノペプチ ダーゼ）	アミノ酸 （⇐蛋白質が 分解される）

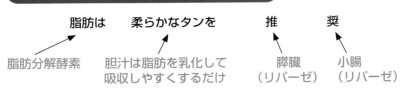

脂肪は柔らかなタンを推奨

脂肪は	柔らかなタンを	推	奨
脂肪分解酵素	胆汁は脂肪を乳化して 吸収しやすくするだけ	膵臓 （リパーゼ）	小腸 （リパーゼ）

★ 小腸・大腸の順番

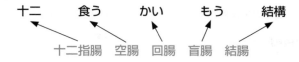

★ 膵臓から分泌される消化酵素

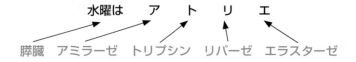

★ 炭水化物・蛋白質・脂肪の 1g 当たりのエネルギー量

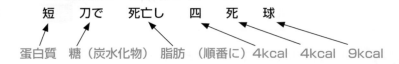

★ 脂溶性ビタミンの種類

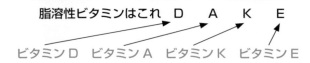

問題 **1** 食物の栄養素が最も多く吸収される部位はどれか．1つ選べ．
（第42回・A問4）

1．胃
2．十二指腸
3．空・回腸
4．結　腸
5．直　腸

答え　3

問題 **2** 十二指腸と空腸の境界を示す構造物はどれか．1つ選べ．
（第44回・A問3）

1．横隔膜
2．回盲弁
3．後腹膜
4．トライツ靱帯
5．ファーター乳頭

答え　4

問題 **3** 膵臓の機能について正しいのはどれか．1つ選べ．
（第40回・A問6）

1．膵液は酸性である．
2．膵液にはペプシンが含まれる．
3．アミラーゼは脂肪を分解する．
4．ランゲルハンス島は外分泌腺である．
5．膵液の分泌は味覚刺激によって促進される．

答え　5

6　泌尿系

●泌尿系の解剖・生理に関する問題では，

①尿の生成の過程について
②尿路の解剖について
が多く出題されている.

　この分野からは毎回１問程度出題されている. 尿がどこを通ってどのように生成されるか，しっかり覚えよう！

★泌尿系

　体内の老廃物を尿として体外に排出する機能をもち，左右２つの腎臓，左右２本の尿管，膀胱，尿道で構成される.

　後腹膜腔：腎臓・尿管
　骨盤腔：膀胱・尿道

▶泌尿系

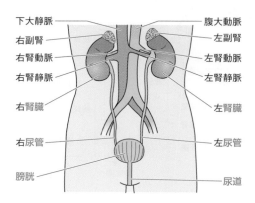

下大静脈
右副腎
右腎動脈
右腎静脈
右腎臓
右尿管
膀胱

腹大動脈
左副腎
左腎動脈
左腎静脈
左腎臓
左尿管
尿道

★腎　臓

位置（高さ）	第12胸椎〜第3腰椎 （右腎はすぐ上にある肝臓が影響して，左腎よりやや下にある）
形・色	形：そら豆，色：赤褐色調
大きさ	長さ：10cm，幅：5〜6cm，厚さ：3〜4cm
重　さ	約120g（1個）
腎血流量	心拍出量の25％（1,200mL/分） （血漿成分は625mL/分）
機　能	①代謝産物（尿素など）・老廃物の排泄 ②体液量の維持 ③体液の電解質・浸透圧の調節 ④血液pH（酸塩基平衡）の調整
分泌ホルモン	レニン，エリスロポエチン

▶腎臓の構造

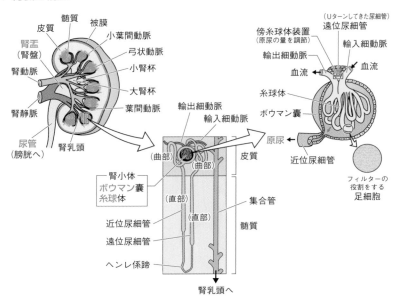

ネフロンとは	腎臓で尿を生成する最小機能単位
ネフロンの数	1つの腎臓に100万個
構　成	・腎小体（ボウマン嚢・糸球体） ・尿細管
尿の生成	①糸球体による濾過 ②尿細管再吸収 ③尿細管分泌 ④集合管における尿の濃縮
糸球体濾過量 （血漿成分）	120mL/分（約20%）
尿細管での再吸収率	99%（80〜85%が近位尿細管，残りは遠位尿細管）
1日の尿量	1,500mL/日（500〜2,000mLが正常範囲）

★尿　路

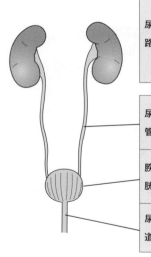

	尿路の構成	尿管，膀胱，尿道
尿 路	機能	尿の輸送，尿の保持（蓄尿），随意的排尿
	排尿中枢	排尿中枢：仙髄 高位排尿中枢：脳幹部，大脳皮質
	随意排尿の 仕組み	蓄尿時：排尿筋⇒弛緩，尿道括約筋⇒収縮 排尿時：排尿筋⇒収縮，尿道括約筋⇒弛緩

	形	腎盂から膀胱までの管状の臓器
尿 管	機能	膀胱へ尿の輸送
	長さ，径	長さ：25〜28cm，径：5mm
膀 胱	形	骨盤腔の最下方に位置する嚢状臓器
	機能	尿の一時的な貯蔵
	貯蔵容量	300〜500mL
尿 道	機能	膀胱から尿を体外に排出するための導管
	長さ	男性：16〜18cm 女性：3〜4cm

★尿　閉

尿路の異常により正常に尿の排出が行えなくなった状態であり，大きく尿道の閉塞と膀胱の機能不全に分かれる．

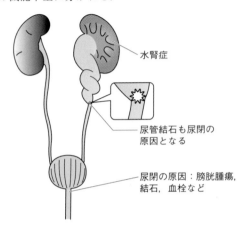

水腎症

尿管結石も尿閉の
原因となる

尿閉の原因：膀胱腫瘍，
結石，血栓など

★乏　尿

尿の排泄量が低下し，1日の尿量が400mL以下となった状態．

★無　尿

乏尿よりもさらに尿量が低下し，1日の尿量が50〜100mL以下となった状態．

問題 **1** 尿の生成過程において濾過に関与するのはどれか. 1つ選べ.

（第39回・A問8）

1. 腎　盂
2. 集合管
3. 糸球体
4. 遠位尿細管
5. 近位尿細管

答え 3

問題 **2** 腎臓について正しいのはどれか. 1つ選べ.

（第44回・A問4）

1. 腎臓は腹腔内に位置する.
2. 腎盂は腎臓の外側に位置する.
3. 左腎は右腎より頭側に位置する.
4. 腎臓の下端に副腎が接している.
5. 腎の重量は1個当たり1kg程度である.

答え 3

問題 **3** 尿路について誤っているのはどれか. 1つ選べ.

（第42回・A問3）

1. 膀胱壁は3層構造である.
2. 尿管には蠕動運動がある.
3. 膀胱は直腸の前方に位置する.
4. 尿管には生理的な狭窄部位が存在する.
5. 女性は男性より尿道損傷を起こしやすい.

答え 5

7 内分泌系

●内分泌系の解剖・生理に関する問題では, ·················

①「誤っている組み合わせはどれか？」といったような組み合わせ問題
②内分泌器官と役割の組み合わせを問う問題
が多く出題されている.

　この分野からは毎回1問程度出題されている. 分泌ホルモン名とその役割だけでなく, それがどの内分泌器官から放出されるのかを覚えよう！

★内分泌 ─────────────────

　下垂体, 甲状腺, 副甲状腺, 副腎, 膵臓, 性腺などを**内分泌臓器**といい, ホルモンを放出する組織である. 内分泌臓器は導管をもたず, 種々の**ホルモン**が**血液**中に直接分泌され標的臓器にのみ作用することを内分泌という. これに対して, 消化器系のホルモンの分泌は**外分泌**という.

▶内分泌系

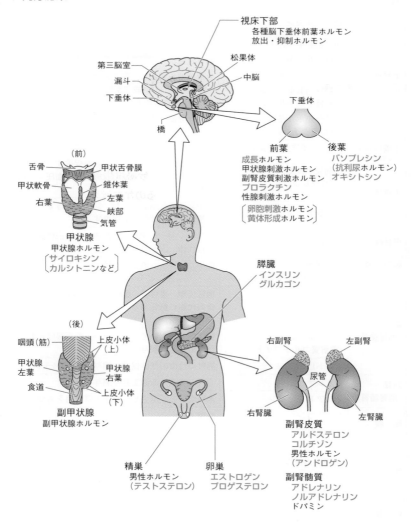

視床下部
各種脳下垂体前葉ホルモン
放出・抑制ホルモン

第三脳室
松果体
漏斗
中脳
下垂体
橋

下垂体

前葉
成長ホルモン
甲状腺刺激ホルモン
副腎皮質刺激ホルモン
プロラクチン
性腺刺激ホルモン
〔卵胞刺激ホルモン〕
〔黄体形成ホルモン〕

後葉
バソプレシン
（抗利尿ホルモン）
オキシトシン

（前）
舌骨
甲状舌骨膜
甲状軟骨
錐体葉
右葉
左葉
峡部
気管
甲状腺
甲状腺ホルモン
〔サイロキシン〕
〔カルシトニンなど〕

膵臓
インスリン
グルカゴン

（後）
咽頭（筋）
上皮小体（上）
甲状腺左葉
甲状腺右葉
食道
上皮小体（下）
副甲状腺
副甲状腺ホルモン

右副腎
左副腎
尿管
右腎臓
左腎臓

精巣
男性ホルモン
（テストステロン）

卵巣
エストロゲン
プロゲステロン

副腎皮質
アルドステロン
コルチゾン
男性ホルモン
（アンドロゲン）

副腎髄質
アドレナリン
ノルアドレナリン
ドパミン

内分泌器官	分泌ホルモン	役　割
下垂体前葉	成長ホルモン	身体の成長，脂肪の動員，グルコース消費の抑制を司る
	甲状腺刺激ホルモン	甲状腺ホルモンの産生と分泌を促進する
	副腎皮質刺激ホルモン	副腎皮質ホルモンの産生と分泌を促進する
	性腺刺激ホルモン ・卵胞刺激ホルモン ・黄体形成ホルモン	生殖機能を制御し，男女の性徴を制御する ・男性：精子の形成，女性：卵胞の成熟 ・男性：男性ホルモンの分泌，女性：排卵を促す
	乳汁分泌ホルモン （プロラクチン）	①乳汁分泌，②妊娠中の乳房発育
下垂体中葉	メラニン細胞刺激ホルモン	メラニン形成を促進し，皮膚を黒くする
下垂体後葉	抗利尿ホルモン （バソプレシン）	腎尿細管において水の再吸収を促進する 大量分泌で血管平滑筋の収縮により血圧上昇効果がある
	オキシトシン	①子宮筋の収縮を起こし，分娩に関与する ②授乳期の乳汁分泌も促進する
甲状腺	甲状腺ホルモン	①エネルギー代謝，②糖代謝，③蛋白代謝，④脂質代謝，⑤発育成長
副甲状腺 （上皮小体）	副甲状腺ホルモン （パラソルモン）	血中カルシウム濃度の維持
副腎 （副腎皮質）	コルチゾール （糖質コルチコイド）	糖質代謝，蛋白質，脂肪代謝，電解質，免疫系，骨の代謝に影響する． 抗炎症，抗アレルギー作用ももつ
	アルドステロン （電解質コルチコイド）	腎尿細管において，ナトリウムの再吸収とカリウムの排泄に関与
	アンドロゲン	男性の性徴の発達促進に関与（男性ホルモン）
副腎 （副腎髄質）	アドレナリン	心機能亢進，血糖上昇に関与
	ノルアドレナリン	末梢血管を収縮させ，血圧上昇作用をもつ
膵臓	グルカゴン	血糖上昇
	インスリン	血糖低下
卵巣	エストロゲン （卵胞ホルモン）	排卵周期，女性の二次性徴に関与
	プロゲステロン （黄体ホルモン）	受精卵が着床する準備や，乳腺による乳汁の分泌を準備させる
精巣	テストステロン （男性ホルモン）	男性の性徴と生殖器官の発達を制御する
腎臓	レニン	アンギオテンシン生成を刺激し血圧上昇に関与
	エリスロポイエチン	赤血球産生増加

★下垂体前葉ホルモン

成功したプロの服に卵黄

成———— 成長ホルモン
功した— 甲状腺刺激ホルモン
プロの— プロラクチン
　　　　（乳汁分泌ホルモン）

服に— 副腎皮質刺激ホルモン
卵—— 卵胞刺激ホルモン
黄—— 黄体形成ホルモン

問題 **1** ホルモンについて誤っているのはどれか．1つ選べ．

(第43回・A問10)

1．微量で作用する．
2．血液中に分泌される．
3．導管を通って放出される．
4．分泌器官に性差が存在する．
5．フィードバック機構が存在する．

答え **3**

問題 **2** 下垂体後葉から分泌されるホルモンはどれか．1つ選べ．

(第41回・A問1)

1．成長ホルモン
2．抗利尿ホルモン
3．性腺刺激ホルモン
4．甲状腺刺激ホルモン
5．副腎皮質刺激ホルモン

答え **2**

問題 **3** 甲状腺ホルモンについて正しいのはどれか．1つ選べ．

(第40回・A問3)

1．体温を下げる．
2．血糖値を下げる．
3．基礎代謝を下げる．
4．精神機能を刺激する．
5．血中カルシウム濃度を維持する．

答え **4**

8 血液・免疫系

●血液・免疫系の解剖・生理に関する問題では，

①血液の細胞成分（赤血球，白血球，血小板）の正常値に関する問題
②アレルギー反応に関する問題

が毎回1問程度出題されている.

血液の成分，免疫機能とアレルギー反応についてしっかり覚えよう！

★血　液

血液は血管の中を通り，全身に循環し酸素や二酸化炭素の運搬，感染に対する生体防御，体温や体液量の調整などさまざまな役割を担っている. 血液は液体成分（血漿）と有形成分（血球）に分けられる. 成人の全血液量は約5Lであり，全体重の8％程度である.

★血液の働き

物質の運搬	酸素・二酸化炭素の運搬 栄養分（エネルギー源）の運搬 ホルモンの運搬 老廃物の運搬
生体内部環境の維持	体温の調節 酸塩基平衡(pH)の調節 浸透圧の調節 体液量（循環血液量）の調節
生体防御	感染に対する生体防御 止血・凝固機能：外傷に対する止血作用

▶血液の成分と特徴

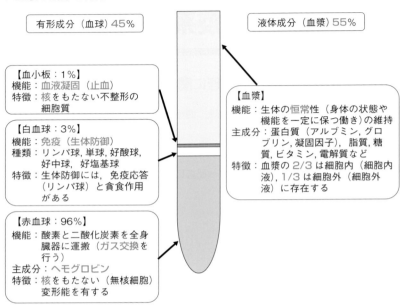

有形成分（血球）45%　　　液体成分（血漿）55%

【血小板：1%】
機能：血液凝固（止血）
特徴：核をもたない不整形の
　　　細胞質

【白血球：3%】
機能：免疫（生体防御）
種類：リンパ球，単球，好酸球，
　　　好中球，好塩基球
特徴：生体防御には，免疫応答
　　　（リンパ球）と貪食作用
　　　がある

【赤血球：96%】
機能：酸素と二酸化炭素を全身
　　　臓器に運搬（ガス交換を
　　　行う）
主成分：ヘモグロビン
特徴：核をもたない（無核細胞）
　　　変形能を有する

【血漿】
機能：生体の恒常性（身体の状態や
　　　機能を一定に保つ働き）の維持
主成分：蛋白質（アルブミン，グロ
　　　ブリン，凝固因子），脂質，糖
　　　質，ビタミン，電解質など
特徴：血漿の2/3は細胞内（細胞内
　　　液），1/3は細胞外（細胞外
　　　液）に存在する

★血球の正常値・寿命

種　類	正常値	寿　命
赤血球	男性：500万個/mm^3 女性：450万個/mm^3	80～120日
白血球 　リンパ球 　単球 　好酸球 　好中球 　好塩基球	5,000～10,000個/mm^3 白血球の20～40% 白血球の3～7% 白血球の1～4% 白血球の50～70% 白血球の0.5～1%	 数日～数年（タイプによる） 数ヵ月～数年 不明 約4日 不明
血小板	15万～50万個/mm^3	8～11日

★ 止血機構

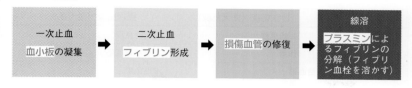

| 一次止血
血小板の凝集 | ➡ | 二次止血
フィブリン形成 | ➡ | 損傷血管の修復 | ➡ | 線溶
プラスミンによるフィブリンの分解（フィブリン血栓を溶かす） |

★ 免　疫

　免疫とは非自己（自分以外のもの）を排除することである．免疫はおもに血液中の白血球により行われる．白血球はさらに顆粒球（好中球・好酸球・好塩基球）・単球（マクロファージ），リンパ球〔T 細胞（キラー T 細胞・ヘルパー T 細胞・ナチュラルキラー細胞）と B 細胞〕に分けられ，それぞれの働きで免疫系が作られている．

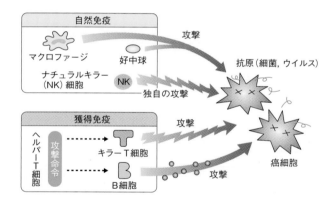

★免疫の仕組み

	自然免疫（先天免疫）	獲得免疫（後天免疫）
免疫機構	非特異的免疫	特異的免疫
メカニズム	貪食作用	抗原抗体反応
対応する細胞	白血球 　単球 　　マクロファージ（大食細胞） 　　顆粒球 ナチュラルキラー細胞 （※ナチュラルキラー細胞はリンパ球だが，自然免疫に属する）	液性免疫 　Bリンパ球 免疫グロブリン 　IgM，IgD，IgG，IgA，IgE 細胞性免疫 　Tリンパ球 　・ヘルパーT細胞 　・キラーT細胞
例	血液型不適合	拒絶反応

★能動免疫と受動免疫

	能動免疫	受動免疫
方　法	弱毒化した病原体やトキソイド（毒性をなくした毒素）を与えて，抗体を作る	直接抗体を与えて免疫性を獲得させる
例	予防接種 破傷風のトキソイド投与	マムシに対するマムシウマ血清 重症感染症に対するヒト免疫グロブリン

★アレルギー

	Ⅰ型	Ⅱ型	Ⅲ型	Ⅳ型
タイプ	即時型アレルギー アナフィラキシー	細胞傷害型アレルギー 細胞融解型アレルギー	免疫複合型アレルギー	遅延型アレルギー
関与因子	IgE	IgG，IgM	IgM	感作T細胞
例	アナフィラキシーショック 花粉症	溶血性貧血 異型輸血 バセドウ病	膠原病 血清病	ツベルクリン反応 移植片拒絶反応

★ 微生物の分類

種　類	説　明	微生物の例	備　考
ウイルス	本体は RNA か DNA で保護外被に囲まれている	インフルエンザ，ヘルペス，麻疹，肝炎，ムンプスなど	他の細胞に寄生しなければ増殖できない
細菌	自己増殖可能な最小の単細胞の原核生物	ブドウ球菌，百日咳菌	自ら増殖可能
真菌	真核細胞	白癬菌，カンジダ，クリプトコッカス	
寄生虫	他の動物の体内・体表に感染し，その動物に依存して生きる動物	赤痢アメーバ，マラリア原虫，トリコモナス	

★ 感染経路

大分類	小分類	感染方法	感染疾患例
水平感染	経口感染	食物や飲み水を介する	赤痢，A 型肝炎
	飛沫感染	咳やくしゃみ，会話での飛沫粒子（直径 5μm）を介する	インフルエンザ，風疹，ジフテリア
	空気感染	飛沫が気化し，直径 5μm 以下の飛沫核が浮遊する	結核，麻疹（水痘）
	接触感染	微生物との直接接触，医療器具などを介した間接接触	B 型肝炎，HIV，流行性角結膜炎
垂直感染	母子感染	病原体をもつ母親から胎盤を介し胎児，また出産時に産道を介し新生児に感染すること	HIV，B 型肝炎

★線溶と溶血の違い

線溶：凝固の際に働く**フィブリン血栓**を溶解する働きのこと.

溶血：**赤血球**が破壊されて**ヘモグロビン**が流出する現象のこと.

★『特異的』

「特異」とは,「特別に他と違っている」という意味で,免疫でいえば決まった標的や目的があることである. つまりBリンパ球が身体に侵入してきた敵の弱点に合わせた武器（免疫グロブリン）を作り,攻撃するイメージである.

そのほかには「血圧の左右差は解離性大動脈瘤の特異的な症状だ」という使い方もする.

★白血球のなかで多い順番

駐輪 たったの 3 円

駐　輪　たったの　3　円

好中球　リンパ球　単球　好酸球　好塩基球

★Ⅰ型アレルギーの原因

1 人で鼻の穴を自慢しても聞かん！

1 人で　　鼻の　　穴を　　自慢しても　　聞かん！

Ⅰ型アレルギー　花粉症　アナフィラキシー　蕁麻疹　気管支喘息

★ II型，III型，IV型アレルギーの原因

ニッと不敵な笑みを消せ！と知っとくり

ニッと	不敵な	笑みを	消せ！と	知っと	くり
↑	↑	↑	↑	↑	↑
II型アレルギー	血液型不適合輸血	III型アレルギー	血清病	IV型アレルギー	ツベルクリン反応

★一類感染症の種類

盗難車を選べ

	盗	難	くる	まを	え	ら	べ
↗	↗	↗	↑	↑	↗	↗	↗
痘そう	南米 出血熱	クリミア・コンゴ 出血熱	マールブルグ病	エボラ 出血熱	ラッサ熱	ペスト

問題 1

核のない血球はどれか．2つ選べ．

（第43回・A問8）

1．単 球
2．赤血球
3．顆粒球
4．血小板
5．リンパ球

答え 2, 4

問題 2

線維素溶解系(線溶系)の因子はどれか．1つ選べ．

（第40回・A問5）

1．組織因子
2．第Ⅷ因子
3．トロンビン
4．プラスミノゲン
5．フイブリノゲン

答え 4

問題 3

主に空気感染によって生じる疾患はどれか．1つ選べ．

（第44回・A問12）

1．赤 痢
2．水 痘
3．HIV感染症
4．ノロウイルス感染症
5．季節性インフルエンザ

答え 2

II 救急医学概論

1 観 察

重要度 ★★★

●観察に関する問題では, ⋯⋯⋯⋯⋯⋯⋯⋯⋯⋯⋯⋯

症状と疾患を関連づけた問題が多く出題されている.

この分野からは毎年5問前後は出題されており, また各分野を学習する際の基礎知識として十分に役立つため, じっくりと覚えよう!

★観察について ―――――――――――――――――

病院前における観察の基本は五感を利用した視診・触診・聴診・打診に加え, 問診である. これらの方法で初期評価, バイタルサイン (呼吸・脈拍・血圧・体温) の測定, さらに頭から爪先までの全身観察を行うことで傷病者の重症度・緊急度を判断しなければならない.

▶バイタルサインの正常値

年齢が低いほど, 脈は速く, 呼吸も速いが, 血圧は低い. 体温は高い.

年 齢	脈拍数 (回/分)	呼吸数 (回/分)	血圧 (mmHg)	体温:腋窩 (℃)
新生児	120〜160	40〜60	80/40	36.5〜37.5
1歳	80〜140	30〜40	82/44	
3歳	80〜120	25〜30	86/50	
5歳	70〜115	20〜25	90/52	
15歳	70〜90	15〜20	110/64	35.5〜36.9
成 人	60〜80	14〜20	120/80	

★各部位に出現する症状と関連疾患

頸静脈の怒張：緊張性気胸, 心不全, 心タンポナーデ
皮下気腫：気胸, 気管(支)損傷
甲状腺腫大：バセドウ病
（甲状腺機能亢進症）

ビール樽状胸郭：慢性閉塞性肺疾患
くも状血管腫：肝硬変
一側胸郭の拡大：緊張性気胸
吸気性呼吸困難：上気道狭窄
呼気性呼吸困難：下気道狭窄
（気管支喘息）
胸膜摩擦音：胸膜炎

四肢の浮腫：心不全
ばち指：慢性閉塞性肺疾患, 先天性心疾患, 慢性心疾患
スプーン状爪：鉄欠乏性貧血
指節間関節変形：関節リウマチ
助産師の手：過換気症候群
バビンスキー反射：中枢性麻痺
テリー爪：肝硬変

歩行
痙性歩行：片麻痺
ハサミ足歩行：肝不全, 脊髄圧迫, 脳性小児麻痺
突進歩行：パーキンソン病
間欠性跛行：閉塞性動脈硬化症, バージャー病, 椎間板ヘルニア, 脊椎すべり症

顔面浮腫：腎不全, ネフローゼ症候群
眼球突出：バセドウ病
眼球陥凹：ホルネル症候群
眼瞼結膜点状出血：外傷性窒息
眼球結膜黄染：肝機能障害
満月様顔貌：クッシング症候群
蝶形紅斑：全身性エリテマトーデス
仮面様顔貌：パーキンソン病
ヒポクラテス顔貌：悪性腫瘍の末期
眼瞼下垂：動眼神経麻痺, ホルネル症候群, 重症筋無力症
ブラックアイ・バトル徴候：頭蓋底骨折
兎眼：顔面神経麻痺
痙笑：破傷風

カレン徴候, グレイ-ターナー徴候：急性出血性膵炎
メズサの頭：肝硬変
腸雑音減少・消失：麻痺性イレウス
金属性腸雑音：機械的イレウス

腹膜刺激症状
• 筋性防御（デファンス）
• 反跳痛（ブルンベルグ徴候）
• 腸雑音の消失

▶呼吸数・脈拍数・血圧の異常と疾患

	種　類	回　数	原因疾患
呼吸	頻呼吸	24 回 / 分以上	酸素化障害, 代謝性アシドーシス
	徐呼吸	12 回 / 分以下	麻薬（モルヒネ）中毒, 頭蓋内圧亢進
脈拍	頻脈	100 回 / 分以上	低酸素, 貧血, 心不全, 大量出血, 甲状腺機能亢進症
	徐脈	60 回 / 分以下	洞機能不全症候群, 房室ブロック, 頭蓋内圧亢進, 脊髄損傷, 有機リン中毒
血圧	高血圧	140mmHg 以上	脳出血, くも膜下出血, 急性大動脈解離
	低血圧	90mmHg 以下	出血, 熱傷, 脱水, 心不全, アナフィラキシー, 脊髄損傷などのショック

★呼吸の種類と原因疾患

呼吸の種類	原因疾患
浅表性呼吸	出血性ショック，血・気胸
チェーン - ストークス呼吸	脳血管障害，重症うっ血性心不全
中枢性過換気	橋出血
クスマウル呼吸	糖尿病性ケトアシドーシス，尿毒症
ビオー呼吸	中枢神経系の高度な障害（髄膜炎など）
失調性呼吸	脳幹損傷，脳幹梗塞
シーソー呼吸・陥没呼吸	窒息
口すぼめ呼吸	慢性閉塞性肺疾患，喘息
奇異呼吸	フレイルチェスト
起坐呼吸	うっ血性心不全

★JCS（ジャパンコーマスケール）

Ⅰ．刺激しないでも覚醒している状態	
1	いまひとつはっきりしない状態
2	見当識障害がある
3	自分の名前・生年月日が言えない
Ⅱ．刺激に応じて一時的に覚醒する状態	
10	普通の呼びかけで容易に開眼する
20	大声で呼びかけたり，強く揺するなどで開眼する
30	痛み刺激を加えつつ，呼びかけを続けるとかろうじて開眼する
Ⅲ．刺激しても覚醒しない状態	
100	痛み刺激に対し，はらいのけるような動作をする
200	痛み刺激で手足を動かしたり，顔をしかめたりする
300	痛み刺激に対しまったく反応しない

除脳硬直・除皮質硬直の場合は JCS200 と判断する.

失語症や気管切開で応答できない場合は JCS3 と判断する.

R：不穏
I：失禁
A：自発性喪失

★GCS（グラスゴーコーマスケール）

大分類	小分類	スコア
開眼機能 （Eye opening）	自発的に，または普通の呼びかけで開眼	E 4 点
	強く呼びかけると開眼	3 点
	痛み刺激で開眼	2 点
	痛み刺激でも開眼しない	1 点
言語機能 （Verbal response）	見当識が保たれている	V 5 点
	会話は成立するが見当識が混乱	4 点
	発話はみられるが会話は成立しない	3 点
	意味のない発声	2 点
	発語がみられない	1 点
運動機能 （Motor response）	命令に従って四肢を動かす	M 6 点
	痛み刺激に対して手ではらいのける	5 点
	指への痛み刺激に対して四肢を引っ込める	4 点
	痛み刺激に対して屈曲運動（除皮質硬直）	3 点
	痛み刺激に対して伸展運動（除脳硬直）	2 点
	運動がみられない	1 点

▶口臭と疾患

口　臭	原因疾患
アセトン臭	糖尿病性ケトアシドーシス
腐った卵とニンニク・カビの臭い	重篤な肝機能不全，劇症肝炎・肝硬変による肝性昏睡
硫黄の臭い	硫化水素
ニンニク臭	有機リン，ヒ素
靴墨臭	ニトロベンゼン
杏仁水様臭	シアン化合物
洋梨様臭	抱水クロラール

★瞳孔の異常と原因疾患

散　瞳	心停止, 重症頭部外傷, 低酸素血症, 動眼神経麻痺, 中毒(アトロピン, 覚せい剤, アルコール, 一酸化炭素)
縮　瞳	橋出血, 脳幹損傷, ホルネル症候群, 中毒(有機リン, 大麻, モルヒネ, ヘロイン, サリン, VX, タブン)

＊瞳孔の正常な大きさは2.5～4.5mmである. 瞳孔径が4.5mm以上の場合を散瞳といい, 2.5mm以下の場合を縮瞳という. また左右の大きさが違う場合を瞳孔不同という.

★髄膜刺激症状

その名のとおり, 髄膜が刺激された際に出現する症状であり, 脳脊髄液に感染が起こると本症をきたす. くも膜下出血や髄膜炎でみられ, 頭痛, 悪心・嘔吐, 項部硬直, ケルニッヒ徴候, ブルジンスキー徴候, ラセーグ徴候などがみられる.

★腹膜刺激症状

その名のとおり, 腹膜が刺激された際に出現する症状であり, 腹膜に感染, 外傷, 化学的刺激が起こると本症をきたす. 消化管穿孔, 急性膵炎, 絞扼性イレウスなど急性腹症でみられ, 反跳痛, ブルンベルグ徴候, 板状硬, 腸雑音消失などがみられる.

★爪床圧迫テスト(ブランチテスト)

爪を軽く圧迫し離した際に, 圧迫した部分が白色からピンク色に戻る時間で末梢循環を観察する方法である. 爪を5秒間圧迫し, 圧迫を解除した際に, ピンク色に戻るまで2秒以内であれば正常であるが, 2秒以上かかる場合は末梢循環不全と判断する.

★ **脈拍触知と収縮期血圧の関係**

高さで覚える.

上から 60・70・80.

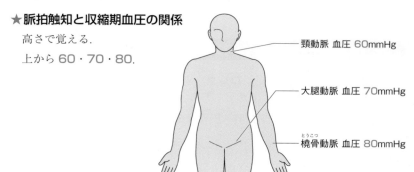

頸動脈 血圧 60mmHg

大腿動脈 血圧 70mmHg

橈骨動脈 血圧 80mmHg
とうこつ

★ **体温と脈拍数の関係**

体温が1℃上昇するごとに脈拍数は 8 〜 10 回 / 分程度上昇する.

★ **虫垂炎発症時の圧痛点**

急性虫垂炎の際にみられる圧痛をマックバーネー圧痛点, ランツ圧痛点という.

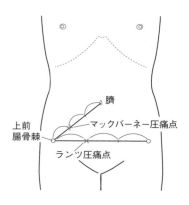

臍

マックバーネー圧痛点

上前
腸骨棘

ランツ圧痛点

★上肢の神経麻痺と所見

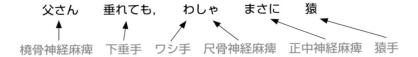

父さん	垂れても，	わしゃ		まさに	猿
橈骨神経麻痺	下垂手	ワシ手	尺骨神経麻痺	正中神経麻痺	猿手

★死後硬直の経過

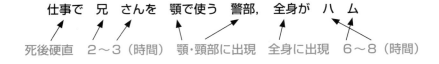

仕事で	兄	さんを	顎で使う	警部，	全身が	ハ	ム
死後硬直	2～3（時間）		顎・頸部に出現	全身に出現		6～8（時間）	

問題 1 末梢気道の狭窄に伴い観察される呼吸はどれか．1つ選べ．

（第41回・A問38）

1．鼻翼呼吸
2．下顎呼吸
3．奇異呼吸
4．口すぼめ呼吸
5．チェーン・ストークス呼吸

答え 4

問題 2 脈拍触知部位で血圧低下に伴って触れにくくなる順番はどれか．1つ選べ．

（第40回・A問29）

1．頸動脈 ———————— 橈骨動脈 ———————— 大腿動脈
2．頸動脈 ———————— 大腿動脈 ———————— 橈骨動脈
3．橈骨動脈 ———————— 頸動脈 ———————— 大腿動脈
4．橈骨動脈 ———————— 大腿動脈 ———————— 頸動脈
5．大腿動脈 ———————— 頸動脈 ———————— 橈骨動脈

答え 4

問題 3 成人で100/分以上の脈拍を特徴とする病態はどれか．1つ選べ．

（第42回・A問40）

1．脊髄損傷
2．有機リン中毒
3．頭蓋内圧亢進
4．洞不全症候群
5．甲状腺機能亢進症

答え 5

問題 4　呼びかけを繰り返すと開眼する. 痛み刺激を行うと声は出ないが, 手を刺激部位にもってくる. この傷病者の GCS の合計はどれか. 1 つ選べ.　(第 40 回・A 問 31)

1. 8
2. 9
3. 10
4. 11
5. 12

答え　2

問題 5　散瞳を来す薬毒物はどれか. 1 つ選べ.
(第 43 回・A 問 33)

1. 大　麻
2. コカイン
3. ヘロイン
4. モルヒネ
5. 有機リン

答え　2

問題 6　髄膜刺激症候に含まれるのはどれか. 1 つ選べ.
(第 41 回・B 問 22)

1. 片麻痺
2. 項部硬直
3. 瞳孔不同
4. 意識障害
5. クッシング徴候

答え　2

---

2 処 置

重要度 ★★★

●処置に関する問題では, ...

　特定行為に関する問題の出題が多い傾向にあるが, そのほかにも在宅医療, 心肺蘇生法, 体位管理, 止血などの問題も高い確率で出題されている. この分野からは毎年 10 問程度は出題されている.

★処 置

　救急救命士の行う処置は「救急救命処置」といい, 重度傷病者に対して症状の悪化を防ぎ, また改善を図るために行う応急的な処置のことである. そのうち, 医師の具体的指示のもとに行うものを「特定行為」という（救急救命士法第2条）.

▶救急救命士が行う特定行為

項　目	心臓機能停止および呼吸機能停止の状態	心臓機能停止または呼吸機能停止の状態	心肺機能停止前
乳酸リンゲル液を用いた静脈路確保のための輸液	○	○	
食道閉鎖式エアウエイ, ラリンゲアルマスクによる気道確保	○	○	
気管内チューブによる気道確保	○		
アドレナリンの投与（エピペン® を除く）	○	心臓機能停止の場合のみ○	
乳酸リンゲル液を用いた静脈路確保および輸液			○
ブドウ糖溶液の投与			○

★酸素マスクの種類と特徴

	鼻カニューレ	フェイスマスク	リザーバ付き フェイスマスク	ベンチュリー マスク
酸素マスク				
適　応	軽症の 低酸素症	中等度の 低酸素症	重症の 低酸素症	COPD など正確 な吸入酸素濃度 が必要な場合
投与酸素流量と 吸入酸素濃度	1L/ 分＝ 24% 2L/ 分＝ 28% 4L/ 分＝ 36%	4L/ 分＝ 40% 6L/ 分＝ 50% 8L/ 分＝ 60%	6L/ 分＝ 60% 8L/ 分＝ 80% 10L/ 分＝ 99%	4 〜 8L/ 分で 24 〜 40%に 調節可能

＊リザーバ付きフェイスマスクは 10L の酸素投与でも濃度は 100%にはならない.
＊吸入酸素濃度を 100%にできるのは，①ジャクソンリースバッグ，②デマンドバルブである.
＊酸素投与の合併症：酸素中毒，CO_2 ナルコーシス，未熟児網膜症，無気肺
＊酸素の慎重投与：新生児，除草剤（パラコート，ジクワット製剤）による中毒
COPD：慢性閉塞性肺疾患

★気道確保（器具含む）の種類と特徴

		適　応	実施する際 に注意すべ き傷病者	注意点・ その他
頭部後屈 顎先挙上法		舌根沈下	頸椎・頸髄 損傷	一般市民に推奨 される気道確保 法
下顎挙上法		舌根沈下	とくになし	頸椎・頸髄損傷 が疑われる傷病 者に対する第一 選択

経鼻エアウエイ		心肺停止や意識障害のある傷病者	鼻出血，顔面骨折，頭蓋底骨折	鼻出血に注意する
経口エアウエイ		心肺停止や意識障害のある傷病者	咽頭反射・嘔吐反射のある傷病者	挿入後の嘔吐に注意する
ラリンゲアルマスク（特定行為）		心臓機能停止または呼吸機能停止	咽頭や喉頭に変型のある場合	新生児にも使用可能 搬送中に位置がずれやすい
ラリンゲアルチューブ（特定行為）		心臓機能停止または呼吸機能停止	とくになし	新生児にも使用可能
コンビチューブ（特定行為）		心臓機能停止または呼吸機能停止	嘔吐反射 食道に疾患 苛性・腐食性物質の誤飲	食道損傷を起こす危険性あり
WB チューブ（特定行為）		心臓機能停止または呼吸機能停止	嘔吐反射 食道に疾患 苛性・腐食性物質の誤飲	食道損傷を起こす危険性あり
気管内チューブ（特定行為）		心臓機能停止および呼吸機能停止	頸椎・頸髄損傷 喉頭展開困難例	原則としてラリンゲアルマスク，食道閉鎖式エアウエイで気道確保できないもの コーマックグレード1でのみ挿入可

★気管挿管

	気管内チューブのサイズ	喉頭鏡のサイズ	カフ注入量	挿管を実施してよいコーマックグレード	適当な深さ（切歯から）
男性	7.5〜8.0mm	おおむね3号サイズ	5〜10mm程度	グレード1	約20〜24cm
女性	7.0mm				約19〜22cm

★心停止波形と除細動適応波形

	心室細動 VF	無脈性心室頻拍 Pulseless VT	無脈性電気活動 PEA	心静止 Asystole, Flat
波形				
概要	心筋が不規則に細かく興奮している状態	脈拍の触れない広いQRS幅の頻拍	VF/無脈性VT以外の何らかの波形があるが、脈が触れない状態	心臓の電気的活動がすべて停止した状態 何らかの波形があっても6回/分以下の状態
除細動の適応	○	○	×	×

★心肺機能停止前の特定行為

	静脈路確保および輸液	ブドウ糖投与
対象年齢	15歳以上	
適応	1. 増悪するショックの可能性 （出血の持続，意識障害の進行，アナフィラキシー，熱中症などによる脱水など） 2. 狭圧などによるクラッシュ症候群の疑い	血糖測定の適応 ・JCS ≧ 10 を目安とする意識障害 ・血糖測定実施による利益があると判断した場合 （糖尿病の既往，血糖降下薬の使用など） ブドウ糖投与の適応 ・血糖値が 50mg/dL 未満（正常値：70～110mg/dL）
使用薬剤	乳酸リンゲル液	50%ブドウ糖溶液 40mL （20mL を 90 秒以上かけて投与）
注意点	・心原性ショックを疑う場合は処置の対象から除外する ・原則は急速輸液とする	・血糖測定は包括的指示下での処置に含まれる ・くも膜下出血が疑われる例では血糖測定を実施しない ・輸液速度は維持輸液（1秒1滴）を目処とする ・合併症に血管痛がある

★年代別の胸骨圧迫の手技

	成人（思春期以上）	小児（1歳～思春期）	乳児（1歳未満）
心停止の確認	頸動脈(小児は大腿動脈も可)		上腕動脈
圧迫の部位	胸骨の下半分		
圧迫に用いる手指	両手	両手もしくは片手	2本指(両母指)
圧迫の深さ	約 5cm で， 6cm を超えない	胸の厚さの 1/3	
圧迫のテンポ	100～120 回/分		
圧迫：人工呼吸	30：2 （一人法，二人法）	30：2（一人法），15：2（二人法）	
胸骨圧迫の交代	1～2分ごとを目安に交代		

★止血点

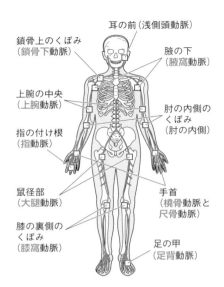

鎖骨上のくぼみ
(鎖骨下動脈)

耳の前 (浅側頭動脈)

腋の下
(腋窩動脈)

上腕の中央
(上腕動脈)

肘の内側の
くぼみ
(肘の内側)

指の付け根
(指動脈)

鼠径部
(大腿動脈)

手首
(橈骨動脈と
尺骨動脈)

膝の裏側の
くぼみ
(膝窩動脈)

足の甲
(足背動脈)

★各止血法と特徴

直接圧迫止血法	体表からのすべての出血が適応
止血点止血法	直接圧迫止血法が困難な場合で，体表の動脈を押さえることにより末梢循環が止められる部位に適応
止血帯止血法	直接圧迫止血法では十分な止血ができず，出血により生命に危険が及ぶ場合に適応．30分を目安に止血帯を1～2分緩める．3cm以上の布や帯状の物を巻く

★止血帯（ターニケット）による緊縛止血法

装着部位	四肢の出血(他の止血法で止血できないもの)
緊縛する帯の幅	3cm以上
止血帯の装着部位	出血部から5～8cm中枢側
止血帯装着後も出血が持続する場合	2本目の止血帯を1本目よりさらに中枢側に並べて装着する
止血帯を緩める時間の間隔	2時間
止血帯の使用対象外の年齢	小児

★体位の種類と適応

体　位	適　応
仰臥位	心肺停止（CPRを実施するため）
回復体位	意識障害，嘔吐の可能性のある場合
左側臥位	妊娠後期，下腹部腹腔内腫瘤，薬物服用
頭部高位（セミファウラー位）	頭蓋内病変，高血圧
半坐位（ファウラー位）	急性腹症，（ショックのない）腹痛
起坐位	心不全などでの呼吸困難，気管支喘息大発作
膝屈曲位	腹部外傷，腹痛
足側高位（ショック体位）	循環血液量減少性ショック，極度の貧血
腹臥位	背部に損傷があり仰臥位にできない

★在宅療法と適応となる傷病

在宅療法	適応となる傷病
在宅酸素療法（HOT）	成人：慢性閉塞性肺疾患（COPD），結核後遺症 小児：神経筋疾患
在宅人工呼吸	筋萎縮性側索硬化症，筋ジストロフィー，慢性閉塞性肺疾患（COPD），結核後遺症
気管切開	痰の喀出が自力でできない，上気道の閉塞，常時・長期に人工呼吸器が必要な状態
植込み型ペースメーカー	洞機能不全や房室ブロックによる徐脈
経管栄養	長期にわたり経口的に自力で食事ができない
中心静脈栄養カテーテル	長期にわたり消化管から栄養が吸収できない，小腸の大量切除，炎症性腸疾患
血液透析	慢性腎不全（通院は週2〜3回）
腹膜透析	慢性腎不全（通院は月1〜2回）
尿道カテーテル	長期意識障害，脊髄損傷，骨盤内腫瘍術後
人工肛門	直腸癌の切除手術後，腸閉塞，炎症性腸疾患

- 救急救命士が実施する救急救命処置は重度傷病者が発生した救急現場から病院または診療所に到着し入院するまで（入院しない場合は病院または診療所に滞在している間）に限定されている．
  （救急救命士法　第2条　第44条2項）
- 救急救命士は業務上知り得た情報は保秘しなければならない．
  （救急救命士法　第47条）
- 救急救命士は行った行為を記録（救急救命処置録）に残しておかなければならない．
  （救急救命士法　第46条）

★トリプルエアウエイマニューバー

①下顎挙上，②頭部後屈顎先挙上，③開口の３つを同時に行う気道確保の手技のことである．実施する際は傷病者の頭側に位置して行う．小児においてトリプルエアウエイマニューバーは効果的である．

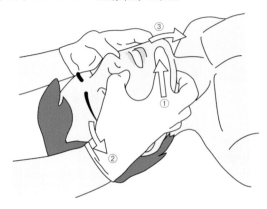

★コーマックグレード

喉頭展開で視認できる喉頭の部位によってグレードが分類され，気管挿管を実施する際の困難さの程度に関連する分類である．

コーマックグレード１：声門すべてが視認できる．

コーマックグレード２：喉頭軟骨群のみが視認できる．

コーマックグレード３：喉頭蓋（がい）のみが視認できる．

コーマックグレード４：舌根部のみが視認できる．

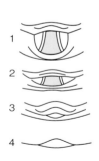

★アドレナリンの薬剤投与

　救急救命士におけるアドレナリン投与の適応は，８歳以上の心臓機能停止状態の傷病者のうち目撃のない心静止以外の者である．この際の目撃とは，①倒れる現場を見た，②倒れた際の音を聞いた，のどちらかがあてはまるものをいう．

　救急救命士が用いるアドレナリンはあらかじめ 1mg がシリンジ内に充填されたプレフィルド式のものを使用する．

★ラリンゲアルマスクの空気注入量

　ラリンゲアルマスクのサイズ－ 10mL= 空気注入量
　＊小さなサイズでは若干の誤差がある．

★静脈路確保が可能な静脈

- ●手背静脈
- ●橈骨皮静脈
- ●尺側皮静脈
- ●肘正中皮静脈
- ●足背静脈
- ●大伏在静脈

★エピペン® の投与

　救急救命士がエピペン® を投与する適応はエピペン® を処方されているアナフィラキシー症状を認める傷病者が，自身で使用することが困難な場合である．

問題 1

気道確保器具と合併症の組合せで誤っているのはどれか．
1つ選べ． （第 43 回・A 問 38）

1．経口エアウエイ ——————— 嘔　吐
2．経鼻エアウエイ ——————— 披裂軟骨脱臼
3．コンビチューブ ——————— 食道損傷
4．気管内チューブ ——————— 嗄　声
5．ラリンゲアルマスク ——————— 誤　嚥

答え　2

問題 2

吸入酸素濃度を 100% にできる酸素投与はどれか． 1つ選べ．
（第 43 回・A 問 28）

1．鼻カニューレ
2．フェイスマスク
3．ベンチュリーマスク
4．手動トリガー式人工呼吸器
5．部分再呼吸型リザーバー付きフェイスマスク

答え　4

問題 3

胸骨圧迫で適切なのはどれか． 1つ選べ．
（第 43 回・A 問 30）

1．深さ 6cm 以上
2．圧迫の完全な解除
3．胸骨上半分の圧迫
4．回数 120 回 / 分以上
5．換気に伴う中断時間 15 秒未満

答え　2

問題 4 救急救命士による血糖測定とブドウ糖溶液投与の標準プロトコールについて正しいのはどれか．1つ選べ． （第43回・B問17）

1．対象年齢は15歳以上である．
2．ブドウ糖溶液の投与は80mLまでとする．
3．血糖測定は医師の具体的指示によって行う．
4．静脈路確保が難しくても時間をかけて試みる．
5．血糖値が60mg/dlであればブドウ糖の投与ができる．

答え 1

問題 5 搬送に際し，足側高位を選択すべき病態はどれか．1つ選べ． （第43回・B問10）

1．肺水腫
2．急性腹症
3．気管支喘息
4．頭蓋内圧亢進
5．出血性ショック

答え 5

問題 6 ターニケットによる止血の方法について正しいのはどれか．1つ選べ． （第44回・A問43）

1．装着後は30分毎に緩める．
2．ロッドを3回転させ締める．
3．出血部位の5～8センチ中枢側にバンドを巻く．
4．バンドと肌の間に指先が3本以上差し込めるように締める．
5．出血が持続する場合は，2本目の止血帯を末梢部位に装着する．

答え 3

3 医薬品

重要度 ★

●医薬品に関する問題では, ・・・・・・・・・・・・・・・・・・・・・・・・・・・・・・・・・・・・・・・

①救急救命士が使用可能な医薬品に関する問題

②救急現場で遭遇する可能性が高い医薬品に関する問題

が多く出題されている.

救急救命士はアドレナリンやブドウ糖の投与が実施可能なため, 薬理学も
しっかり覚えよう!

★薬 物

薬物とは, とくにヒトや動物に投与したときに, 何らかの薬理作用を及ぼす
化学物質を示す. そのうち, 医薬品とは疾患などの症状や疾病に対して一定の
薬理効果を示し, 安全に使用されると認められたものをさす. 「医薬品, 医療
機器等の品質, 有効性及び安全性の確保等に関する法律(薬機法)」による医
薬品の定義は, 「①日本薬局方に収められているもの, ②人または動物の疾病
の診断, 治療または予防に使用されることが目的とされているもの, ③人また
は動物の身体の構造または機能に影響を及ぼすことが目的とされているもの」
である.

★薬物の代謝

吸　収	absorption
分　布	distribution
代　謝	metabolism
排　泄	excretion

　ADMEとは，吸収（absorption），分布（distribution），代謝（metabolism），排泄（excretion）の頭文字である．各種の経路によって投与された薬物が，吸収されて体循環血液中に入り，全身に回り（分布し），肝臓などで代謝され，尿中などに排泄されて処理される過程のことを示す．

★薬物の投与経路と吸収，代謝，排泄

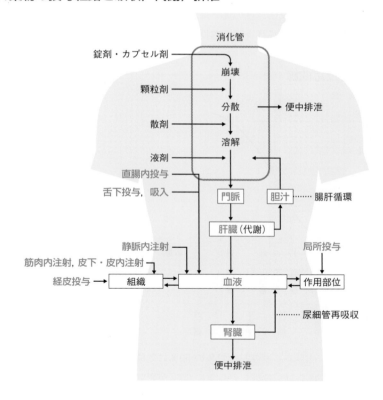

★各種投与法による血中薬物濃度の変化

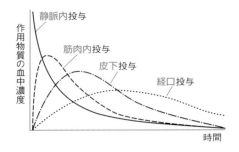

投与経路による反応速度の違いは，

静脈内投与＞筋肉内投与＞皮下投与＞経口投与

★用量と反応曲線

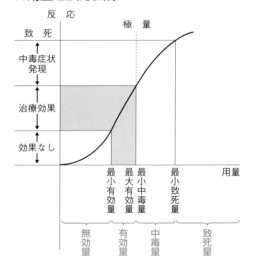

50％有効量（ED_{50}）＝投与した対象の50％に効果がみられる量

50％致死量（LD_{50}）＝投与した対象の50％が死に至る量

安全係数＝LD_{50}/ED_{50} ←値が大きいほど安全な薬といえる

★劇薬と毒薬の表示

	劇 薬	毒 薬
貯蔵方法	他の医薬品と区別して，貯蔵，陳列して保管する	他の医薬品と区別して，貯蔵，陳列し，施錠して保管する
下地の色	白色	黒色
文字の色	赤色	白色
枠の色	赤色	白色
表示の見本	劇	毒
備 考	薬理作用は劇薬より毒薬のほうが強い	

★救急救命処置に用いられる薬剤

	乳酸リンゲル液	アドレナリン	ブドウ糖
作 用	・細胞外液に近似（等張液） ・出血時の補填は出血量の3～4倍必要	・心拍数・心収縮力増加（β_1作用） ・末梢血管収縮（α_1作用） ・気管支拡張（β_2）	・低血糖状態に対する血糖値の上昇 ・空腹時の血糖値の正常値は70～110mg/dL
適 応	・呼吸機能または心臓機能停止状態 ・ショック状態 ・クラッシュ症候群が疑われる場合	・心臓機能停止状態 ・原則，心室細動，無脈性心室頻拍，無脈静電気活動，目撃のある心静止	・低血糖（血糖値50mg/dL未満） ・JCS10以上の意識障害
投与量	・傷病者の状態により異なる	・心停止時は1mg/回 ・3～5分ごとに追加投与	・50%ブドウ糖溶液を40mL（必要に応じて減量する）
副作用	過量投与により ・心不全 ・肺水腫 ・ナトリウム中毒 ・乳酸アシドーシス	心拍がある場合 ・急激な血圧上昇 ・不整脈 ・心不全 ・肺水腫	・50%ブドウ糖溶液は強い血管痛を伴うことがあるため，20mLにつき1～2分かけて投与する

★注意する使用頻度の高い薬とその目的

薬の種類	目的
インスリン	血糖値を降下させる
亜硝酸薬	冠血管拡張作用をもつ硝酸薬 虚血性心疾患の治療薬として用いられる
降圧薬	血圧を下げる高血圧の治療目的で使用する．カルシウム拮抗薬，ACE阻害薬，ARB，β遮断薬，利尿薬などがある
β刺激薬	気管支喘息などの気管支攣縮状態に対する対症療法
利尿薬	高血圧，うっ血性心不全，肝・腎疾患における浮腫に用いられる
ワルファリン	経口用抗凝固薬で，血栓の進行防止，予防・再発防止
アスピリン	抗血小板作用．虚血性心疾患，虚血性脳疾患にも用いられる
シルデナフィル	商品名：バイアグラ．勃起不全を適応とする内服薬 硝酸薬との併用で血圧低下，ショックを呈するので注意
ステロイド	気管支喘息などのアレルギー性疾患，リウマチや膠原病などの自己免疫疾患，悪性リンパ腫などの悪性腫瘍などの疾患で用いられる
感冒薬	かぜのときに服用する．アレルギー症状や肝機能障害などを引き起こす可能性がある

★薬物依存作用を有するもの

べんぞーさんは，つれぇとにこにこ　コカコーラと酒を盛る

べんぞーさんは，　── ベンゾジアゼピン
つれぇと──────── バルビツレート
にこにこ──────── ニコチン
コカコーラと────── コカイン
酒を──────────── アルコール
盛る──────────── モルヒネ

問題 1 アドレナリンの管理について誤っているのはどれか．2つ選べ．

（第 40 回・A 問 44 改変）

1．施錠保管する．

2．使用実績を記録する．

3．管理責任者を決める．

4．冷所保存が必要である．

5．使用期限が定められている． 答え 1, 4

問題 2 アドレナリンの薬理作用として正しいのはどれか．1つ選べ．

（第 43 回・B 問 18）

1．血糖値低下

2．心拍数低下

3．気管支拡張

4．末梢血管拡張

5．心筋収縮力低下 答え 3

問題 3 薬とその作用の組合せで正しいのはどれか．1つ選べ．

（第 41 回・A 問 45）

1．亜硝酸薬 ―――――――― 末梢血管収縮

2．β刺激薬 ―――――――― 気管支拡張

3．インスリン ―――――――― 血糖上昇

4．ワルファリン ――――――― 血液凝固

5．カルシウム拮抗薬 ――――― 血圧上昇 答え 2

4 検 査

●検査に関する問題では, ……………………………………

①心電図
②検査の種類
③各傷病に用いられる検査

に関する問題が多く出題されている.

　この分野からは毎回1問程度出題されている. 医療機関では患者の診療方針, 重傷度・緊急度などを判断するために日常的にさまざまな検査が行われている. 各検査の内容と必要性を押さえてしっかり覚えよう!

★検査について ─────────────

　検査とは診療を目的とし, 患者や傷病の緊急度・重傷度, 原因, 治療効果などを評価するために行われる. 健康人の95%が属する検査値を基準値といい, 異常かどうか, 病気にかかっているかどうかのスクリーニングを行うための指標となる. 検査の種類は血液検査や病理検査を含む**検体**検査, 心電図や脳波, カプノメータを含む**生理学的**検査, X線やCT, 超音波(エコー), MRI, 内視鏡を含む**画像検査**に分類することができる.

★心電図

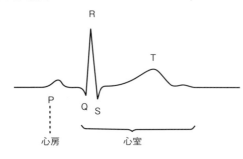

P 波	心房の興奮
QRS 波	心室の興奮
T 波	心室の脱分極
PQ間隔	房室伝導時間
QT 間隔	電気的収縮時間

★血液検査の項目・基準値

項 目	略 語	基準値	単 位	備 考
動脈血 pH	pH	7.35 ～ 7.45		血液 pH が 7.35 以下をアシドーシス，7.45 以上をアルカローシスという
動脈血 CO_2 分圧	$PaCO_2$	35 ～ 45	mmHg	肺胞換気の指標であり，低換気で高値，過換気で低値となる
動脈血 O_2 分圧	PaO_2	90 ～ 100	mmHg	肺における血液酸素化能力の指標であり，呼吸不全で低値となる
重炭酸イオン濃度	HCO_3^-	22 ～ 26	mmol/L	pH 調節に関してもっとも大きな緩衝効果をもつ
base excess（ベースエクセス）	BE	− 2 ～ 2	mmol/L	血液 pH を 7.40 まで戻すのに要する酸の量をいう．BE が負の値であれば血液の pH が低いことを意味する
白血球	WBC	3.3 ～ 8.6	$×10^3/\mu L$	免疫機能をもち，炎症や感染症などのときに増加する
赤血球	RBC	男：435 ～ 555 女：386 ～ 492	$×10^4/\mu L$	二酸化炭素や酸素を運搬する機能をもつ
ヘモグロビン	Hb	男：13.7 ～ 16.8 女：11.6 ～ 14.8	g/dL	赤血球の主成分である．貧血では基準値より低い値を示す
ヘマトクリット値	Hct	男：46.7 ～ 50.1 女：35.1 ～ 44.4	%	血液中に占める血球の容積の割合を示す数値である

血小板	PLT	15.8 〜 34.8	×10⁴/μL	止血機能をもち，減少した場合出血しやすくなる
ナトリウム（細胞内液）	Na	135 〜 146	mEq/L	細胞の浸透圧を保ち，細胞内外の水分調整，栄養物質の交換作用などを有する
カリウム（細胞外液）	K	3.4 〜 4.8	mEq/L	細胞を正常に保ち，血圧を調整し，体内の恒常性を維持する．カリウム値の異常で，不整脈が起こる
クロール	Cl	98 〜 108	mEq/L	水分平衡，浸透圧の調節，酸塩基平衡の調節をする
カルシウム	Ca	8.8 〜 10.1	mg/dL	神経伝達，筋肉の収縮，血液の凝固に関与している
無機リン	IP	2.7 〜 4.6	mg/dL	生理作用とは無関係だが，検査により内分泌，骨代謝の異常を調べる
血糖（グルコース）	GLU（BS）	73 〜 109	mg/dL	活動エネルギーの源であり，血糖値異常で昏睡状態となる
アルブミン	ALB	4.1 〜 5.1	g/dL	血液の浸透圧調整の役割を担っている．肝機能障害，感染症，炎症，栄養不足などで減少する
総ビリルビン	TB	0.4 〜 1.5	mg/dL	ヘモグロビンが破壊されてできるもので，胆汁に含まれている色素である．肝機能の指標である
尿素窒素	BUN	9 〜 21	mg/dL	蛋白質の終末代謝産物で，肝臓で合成され，腎臓から排泄される．肝臓，腎臓機能の指標となる
クレアチニン	CRE	男：0.6 〜 1.0 女：0.5 〜 0.8	mg/dL	筋肉運動のエネルギー源となるアミノ酸の一種であるクレアチンが代謝されてできた物質で，腎機能の指標となる
クレアチンキナーゼ	CK	男：59 〜 248 女：41 〜 153	IU/L	骨格筋・心筋が傷害を受けた際に血液中へ流出する逸脱酵素である

★画像検査

種　類	検査対象臓器	検査項目	放射線被爆	画　像
心電図	心臓	不整脈, 心筋異常	×	
超音波	心臓, 血管, 腹部臓器, 胸腔, 腹腔	心臓：心腔, 弁, 壁の厚さ, 動き, 血流, 心タンポナーデ 腹部：形態異常, 占拠性病変の有無 胸腔：液体貯留 血管：血管壁, 血流異常 妊婦：胎児診断　など	×	
Ｘ　線	胸部, 腹部, 骨	骨折, 血気胸, 心肥大, 大動脈の解離, 肺炎, 腫瘍, 腹部free air　など	○	
Ｃ　Ｔ	脳, 肺, 腹部臓器, 消化管, 骨・軟部組織, 脊椎, 心・血管系	脳内出血, 組織の浮腫, 骨の形態異常, 肺の形態　など	○	

MRI	脳，肺，腹部臓器，消化管，骨・軟部組織，脊髄，心・血管系	X線やCTよりも時間がかかるが，超急性期の脳梗塞の診断が可能である	×	
内視鏡	胃・大腸，気管支，膀胱，関節腔	出血，潰瘍，腫瘍，異物	×	
血管造影	血管	血管からの出血部位や血管の異常を検査する．同時に血管の狭窄解除，異常血管や出血部位の塞栓手術などのカテーテルを用いた治療を行うことができる	○	 （写真提供：小向賢一先生）

★pH

血液 pH は血液の酸塩基平衡の値のことであり，正常値は 7.35 〜 7.45 である．7.35 以下の場合を**アシドーシス**といい，7.45 以上の場合を**アルカローシス**という．ショック，呼吸不全，過換気，腎不全などで pH の値が変動する．

★頭部 CT

頭部 CT では，脳内出血は白色に，脳梗塞は黒色に写る．くも膜下出血では**ペンタゴン**（星形）に白く写るのが特徴である．

★12 誘導心電図の胸部誘導の色の順番

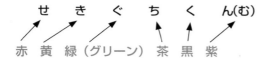

★血糖の正常値

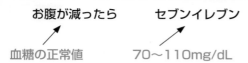

問題 1

直ちに生命の危機に陥る可能性のある検査結果はどれか.
1つ選べ. （第43回・A問44）

1. 血糖値　70mg/dl
2. 白血球数　6,000/μl
3. 血小板数　120,000/μl
4. 血清カリウム値　8.0mEq/l
5. 血清ナトリウム値　140mEq/l

答え　4

問題 2

尿簡易検査の所見と原因の組合せで正しいのはどれか. 1つ選べ.
（第42回・A問44）

1. 酸性尿 ───────── 尿管結石
2. 尿糖陽性 ───────── 尿路感染症
3. 尿潜血陽性 ───────── 糖尿病
4. 尿蛋白陽性 ───────── 糸球体腎炎
5. 尿ケトン体陽性 ───────── 前立腺肥大症

答え　4

問題 3

頭部MRI検査が頭部CT検査より早期の診断に有用なのはどれか.
1つ選べ. （第44回・A問45）

1. 脳出血
2. 脳梗塞
3. くも膜下出血
4. 急性硬膜下血腫
5. 急性硬膜外血腫

答え　2

Ⅲ 救急症候・病態生理学

1 呼吸不全

重要度 ★★

●呼吸不全に関する問題では，

①呼吸不全の原因に関する問題

②低酸素血症，高二酸化炭素血症，CO_2 ナルコーシスなどの機序に関する問題

が多く出題されている．

毎回，平均２問程度の出題があり，呼吸困難を呈する各種疾患のその他の症状を把握することで解ける問題が多い！

★呼吸困難について

ガス交換がうまく行われず血中の二酸化炭素濃度や酸素濃度が異常な状態（安静時空気呼吸下の動脈血酸素分圧（PaO_2）が 60mmHg（SpO_2 90% に相当）以下，あるいは動脈血二酸化炭素分圧（$PaCO_2$）が 50mmHg 以上）を「呼吸不全」という．これは他覚症状である．呼吸困難は自覚症状であり，呼吸不全とは意味が異なるため混同しないように注意しなければならない．

★異常呼吸・体位

異常呼吸・体位	原　因	代表的疾患
起坐呼吸	呼吸器疾患 心疾患	気管支喘息，肺水腫，急性左心不全，慢性閉塞性肺疾患（COPD）の急性増悪
側臥位	片側病変	片側膿胸，片側胸水
陥没呼吸	窒息，気道狭窄・閉塞	上気道異物，喉頭蓋炎，仮性クループ，肺水腫，間質性肺炎
非対称呼吸	片側病変	一側肺の無気肺，気胸，血胸，フレイルチェスト
腹式呼吸	神経損傷	頸髄損傷

★閉塞性換気障害と拘束性換気障害の原因

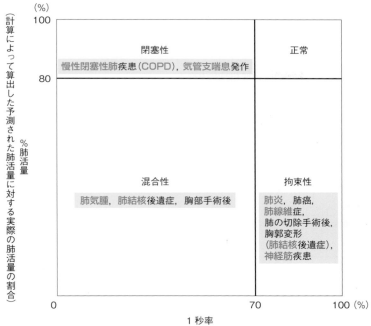

（肺活量のうち，強制呼気において最初の１秒間で吐き出された量の割合）

★呼吸不全の発生機序と疾患

機　序	原因疾患
呼吸中枢の障害・抑制	脳障害，有機リン中毒，睡眠薬，麻薬，麻酔薬
呼吸筋麻痺	頸髄損傷，ギラン・バレー症候群，筋萎縮性側索硬化症，重症筋無力症，有機リン中毒，フグ中毒
呼吸筋の障害	筋ジストロフィー
肺の伸展・収縮障害	フレイルチェスト，開放性気胸
胸郭の伸展障害	体幹全周性のⅢ度熱傷

★呼吸不全となる疾患と症状

症　状		疾　患
チョークサイン		窒息
喘　鳴	吸気性	気管支異物，喉頭蓋炎，仮性クループ
	呼気性	気管支喘息，COPD，慢性気管支炎，肺気腫
咳嗽・喀痰		肺炎，びまん性細気管支炎
血痰・喀血		肺結核，肺癌，気管支拡張症
胸　痛		心筋梗塞，肺血栓塞栓症，気胸，胸膜炎，急性大動脈解離
頸静脈怒張		緊張性気胸，心タンポナーデ，心不全
テタニー		過換気症候群
ばち指		肺癌や気管支拡張症などの肺疾患，先天性心疾患，慢性心疾患
眼瞼結膜蒼白		貧血
下腿浮腫		心不全
腹水・胸水		悪性腫瘍，肝硬変

★CO₂ ナルコーシス

　本来，ヒトは体内の二酸化炭素の分圧で呼吸を調整しているが，慢性閉塞性肺疾患などで慢性的に高二酸化炭素血症の状態が続くと，呼吸刺激は酸素分圧に依存するようになる．その際に高濃度酸素を投与すると呼吸抑制が起こる．

　呼吸抑制が起こると体内の二酸化炭素がどんどん溜まり，また呼吸抑制のため，低酸素血症にもなる．そのため，呼吸性アシドーシスとなる．アシドーシスが進むと意識障害を呈する．

　ナルコーシス（narcosis）とは昏睡という意味である．

・・・・・・・・・・・・・・ 練 習 問 題 ・・・・・・・・・・・・・

問題 **1**　呼吸運動障害の原因とその機序の組合せで適切なのはどれか.
1つ選べ.　　　　　　　　　　　　　　　　　　（第 43 回・A 問 47）

　　1．脳幹出血————————————神経筋接合部の障害

　　2．第 7 頸髄損傷————————横隔膜の麻痺

　　3．有機リン中毒————————錐体路の障害

　　4．フレイルチェスト————————肋間筋の麻痺

　　5．胸郭全周性のⅢ度熱傷————胸郭拡張の障害　　　答え　5

問題 **2**　拘束性肺障害について適切なのはどれか.　1つ選べ.
　　　　　　　　　　　　　　　　　　　　　　　　（第 43 回・A 問 48）

　　1．肺活量が減少する.

　　2．呼気時間が延長する.

　　3．口すぼめ呼吸がみられる.

　　4．細い気管支の障害で生じる.

　　5．気管支拡張薬が投与される.　　　　　　　答え　1

問題 **3**　閉塞性換気障害を特徴とする疾患はどれか.　1つ選べ.
　　　　　　　　　　　　　　　　　　　　　　　　（第 40 回・A 問 46）

　　1．肺線維症

　　2．緊張性気胸

　　3．肺血栓塞栓症

　　4．気管支喘息発作

　　5．肺結核後遺症（胸郭形成術後）　　　　　　答え　4

2 ショック

重要度 ★★★

●ショックに関する問題では, ・・・・・・・・・・・・・・・・・・・・・・・・・・・・・・・・・・・

①各種ショックの症状に関する問題

②ショックの原因となる疾患に関する問題

が多く出題されている.

毎回, 平均5問程度の出題がある. 各種ショックの発生機序と関連する疾患についてショック別に整理した表をしっかり覚えよう!

★ショックについて

ショックとは末梢循環不全のことであり, 組織の血流が障害・低下することで細胞の正常な活動ができなくなった状態と定義されている. 循環機能障害の原因は, 末梢血管の虚脱, 静脈還流量の減少, 心拍出量の低下, 組織循環能力の低下などがあげられる. ショックでは組織低酸素血症となり, 嫌気性代謝から体液の pH は酸性に傾き, 代謝性アシドーシスとなる.

★ショックの分類と徴候

	循環血液量減少性ショック	心原性ショック	心外閉塞・拘束性ショック	血液分布異常性ショック		
				敗血症性ショック	アナフィラキシーショック	神経原性ショック
発生機序	出血，体液の喪失 体液分布異常	心ポンプ機能低下	循環系の閉塞	感染・炎症による末梢血管抵抗の低下	急性アレルギー反応	神経性調節の破綻 交感神経系の作用低下
原因疾患	出血，広範囲熱傷，脱水，下痢，嘔吐，急性膵炎，汎発性腹膜炎	急性心筋梗塞，心筋炎，不整脈（高度の徐脈・頻脈），心臓弁膜症，心室中隔穿孔	緊張性気胸，心タンポナーデ，肺血栓塞栓症	重症感染症，急性膵炎，絞扼性イレウス	医薬品，刺咬症，食物などによるI型アレルギー	脊髄損傷，血管迷走神経反射
心拍出量	低下	低下	低下	上昇（進行期は低下）	低下	低下
心拍数	上昇	上昇（徐脈性不整脈では低下）	上昇	上昇	上昇	低下
末梢血管抵抗	上昇	上昇	上昇	低下（進行期は上昇）	低下	低下
皮膚	蒼白，冷汗	蒼白，冷汗	蒼白，冷汗	発赤，熱感	紅潮	乾燥，温かい（血管迷走神経反射の場合は蒼白，冷汗）
その他症状	不穏，頻呼吸 末期では意識消失	心筋梗塞：胸痛 右心不全：頸静脈怒張 左心不全：断続性ラ音	外頸静脈怒張 緊張性気胸：皮下気腫，呼吸音左右差 心タンポナーデ：奇脈，ベックの三徴（動脈圧低下，外頸静脈怒張，心音減弱）	発熱	蕁麻疹，喉頭浮腫，吸気性喘鳴，気管支攣縮	脊髄損傷：対麻痺，四肢麻痺，知覚脱失 血管迷走神経反射：顔色不良，気分不良
処置	高濃度酸素，輸液 体位：ショック体位	高濃度酸素 体位：仰臥位	高濃度酸素，大量出血を伴う際は輸液	高濃度酸素，輸液 体位：（呼吸困難がなければ）ショック体位 アナフィラキシーショックではエピペン®（処方されている場合）		

★出血量と症状

出血量（%循環血液量）	< 15%	15 ～ 30%	30 ～ 40%	> 40%
脈拍数	≦ 100	≧ 100	≧ 120	≧ 140 または徐脈
血　圧	不変	収縮期血圧不変	収縮期血圧低下	収縮期血圧低下
		拡張期血圧上昇	拡張期血圧低下	拡張期血圧低下
脈　圧	不変または上昇	低下	低下	低下
出現する症状 頻脈	○(軽度)	○	○	○
不安感	○	○	○	○
脈圧の減少		○	○	○
頻呼吸		○	○	○
収縮期血圧低下			○	○
意識障害				○
徐脈				○(重症時)

チェックワード

★神経原性ショック

　交感神経は胸髄と腰髄，副交感神経は脳神経と仙髄からそれぞれ指令が出る．脊髄損傷になり神経原性ショックになると，交感神経の指令が断たれて副交感神経だけの指令が生きる（副交感神経優位）ため，末梢血管は開き，脈は**徐脈**になってしまう．

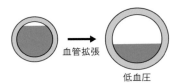

血管拡張

低血圧

★ショック指数

心拍数（回／分）÷収縮期血圧（mmHg）の値をショック指数という．

ショック指数が1なら1,000mLの血液喪失，2なら2,000mLの血液喪失と推定する．

★エピペン®

アドレナリンを成分とする自己注射製剤であり，**アナフィラキシー**に対する緊急補助治療に使用される医薬品である．現在0.15mg製剤と0.3mg製剤が流通している．アドレナリンには**気管支**を広げる作用や心臓の機能を増強して**血圧を上昇させて**ショック症状を改善する作用があり，アナフィラキシーショックに対して有効である．大腿部へ**筋肉内**注射にて投与する．

救急救命士は傷病者が**処方**されている場合に限り，本人に代わって投与することが可能である．

★ショックの5徴（5Ps）：出血性ショックの典型的な5症状のこと

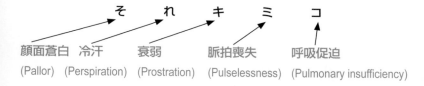

それキミコ

そ	れ	キ	ミ	コ
顔面蒼白 冷汗	衰弱	脈拍喪失	呼吸促迫	
(Pallor) (Perspiration)	(Prostration)	(Pulselessness)	(Pulmonary insufficiency)	

問題 1

体重60kgの男性において，収縮期血圧の低下が始まるのは約何mlの出血からか．1つ選べ． （第43回・A問110）

1. 500ml
2. 1,000ml
3. 1,500ml
4. 2,000ml
5. 2,500ml

答え 3

問題 2

ショック時に皮膚冷感と冷汗とを認めるのはどれか．2つ選べ． （第43回・A問52）

1. ハチ刺傷
2. 緊張性気胸
3. 敗血症の早期
4. 不安定型骨盤骨折
5. 食物依存性運動誘発アナフィラキシー

答え 2, 4

問題 3

敗血症性ショックの初期にみられるのはどれか．1つ選べ． （第41回・A問48）

1. 心拍数の低下
2. 心拍出量の増加
3. 冠血流量の低下
4. 循環血液量の増加
5. 末梢血管抵抗の増加

答え 2

3 心肺停止

重要度 ★★★

●心肺停止に関する問題では, ⋯⋯⋯⋯⋯⋯⋯⋯⋯⋯⋯⋯⋯

①心肺停止となる病態に関する問題

②心肺蘇生の循環動態・効果に関する問題

③ウツタインデータや救急・救助の現況による救急蘇生統計に関する問題

が多く出題されている.

毎回, 4問程度の出題があるが, 難しい問題は少ない. 救急救命士の特定行為の判断にもかかわる分野なので, 基礎からしっかり覚えよう!

★心肺停止について

心肺停止は心臓から有効な拍出が得られず, 呼吸の動きが止まった状態であり, 英語で cardiopulmonary arrest (CPA) という.

救急救命士法では心肺機能停止という用語が使用され, これは心臓機能と呼吸機能のいずれか一方, または両方が停止した場合をさす. 心臓機能停止は生存に必要なだけの心拍出量がない状態である. 呼吸機能停止は生存に必要なだけの換気運動がなく, つまり自発呼吸がない状態である. 死戦期呼吸も呼吸機能停止とみなす.

★救命の連鎖

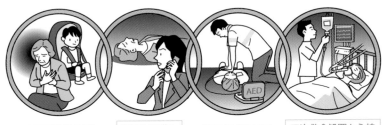

| 心停止の予防 | 早期の認識と通報 | 一次救命処置 | 二次救命処置と心拍再開後の集中治療 |

★代表的な心停止の原因 1：5H 5T

H が頭文字の原因		T が頭文字の原因	
Hypovolemia	循環血液量低下	Tablets	薬物中毒
Hypoxia	低酸素症	Tamponade, cardiac	心タンポナーデ
Hydrogen ion (acidosis)	アシドーシス	Tension pneumothorax	緊張性気胸
Hyper/ Hypokalemia	高 / 低カリウム血症	Thrombosis, coronary	急性心筋梗塞
Hypothermia	低体温	Thrombosis, pulmonary	肺血栓塞栓症

★心停止の心電図と特徴

心室細動（VF）無脈性心室頻拍（pulseless VT）	・虚血性心疾患，低酸素血症，低体温，中毒などが原因 ・除細動の適応
無脈静電気活動（PEA）	・6/ 分以上の QRS 波形が認められ，総頸動脈が触れないもの ・心筋の状態が良いと心拍数が多く，QRS の幅が狭い
心静止（flat, asystole）	・心拍数が 6/ 分以下のものは QRS があっても心静止として扱う ・QRS 波形がなく，P 波のみを認める波形は心静止と判断する ・予後はきわめて悪い

★胸骨圧迫時の血圧，血流の状態

圧迫時血圧	70mmHg 以上，時に 100mmHg を超える
解除時血圧	25mmHg，時に 10mmHg 以下
平均血圧	約 40mmHg
心拍出量	正常安静時の約 30%
冠血流量	正常安静時の 5 ～ 35%
脳血流量	正常安静時の 30 ～ 40%

★心拍再開後の神経学的回復の順番

1	自発呼吸
2	対光反射
3	意識
4	高次機能 (感情や認知機能)

★グラスゴー・ピッツバーグ脳機能・全身機能カテゴリー

脳機能カテゴリー (CPC)		
CPC1	機能良好	意識は清明，普通の生活ができ，労働が可能である．障害があるが軽度の構音障害，脳神経障害，不完全麻痺などの軽い神経障害あるいは精神障害まで
CPC2	中等度障害	意識あり．保護された状況でパートタイムの仕事ができ，介助なしに着替え，旅行，炊事などの日常生活ができる．片麻痺，痙攣失調，構音障害，嚥下障害，記銘力障害，精神障害など
CPC3	高度障害	意識あり．脳の障害により，日常生活に介助を必要とする．少なくとも認識力は低下している．高度な記銘力障害や認知症，Looked-in 症候群のように目でのみ意思表示ができるなど
CPC4	昏睡	昏睡，植物状態．意識レベルは低下，認識力欠如，周囲との会話や精神的交流も欠如
CPC5	死亡，もしくは脳死	

全身機能カテゴリー（OPC）		
OPC1	機能良好	健康で意識清明. 正常な生活を営む. CPC1であるとともに脳以外の原因による軽度の障害
OPC2	中等度障害	意識あり. CPC2の状態. あるいは脳以外の原因による中等度の障害, もしくは両者の合併. 介助なしに着替え, 旅行, 炊事などの日常生活ができる. 保護された状況でパートタイムの仕事ができるが厳しい仕事はできない
OPC3	高度障害	意識あり. CPC3の状態. あるいは脳以外の原因による高度の障害, もしくは両者の合併. 日常生活に介助が必要
OPC4	昏睡	CPC4に同じ
OPC5	死亡, もしくは脳死	CPC5に同じ

チェックワード

★冠灌流圧

冠灌流圧＝大動脈圧－右房圧. 胸骨圧迫解除時に冠灌流圧が発生する.

★脳灌流圧

脳灌流圧＝大静脈圧－内頸静脈圧. 胸骨圧迫中に脳循環が生じる.

★心拍再開後の経過に悪影響を及ぼす因子

- 極端な高酸素血症
- 低酸素血症
- 高・低二酸化炭素血症
- 高体温
- 高・低血糖
- 痙攣

問題 1

心肺停止後蘇生され,「左手足のしびれが続いている.眠れない日もある.自転車通勤でコンビニで働いている.レジ係,掃除も何でもできる.」と答えている患者のグラスゴー・ピッツバーグ脳機能カテゴリーはどれか.1つ選べ.

(第44回・A問54)

1．CPC1
2．CPC2
3．CPC3
4．CPC4
5．CPC5

答え 1

問題 2

呼吸停止が原因となって心停止を来すのはどれか.1つ選べ.

(第41回・B問21)

1．電撃症
2．低体温症
3．高位頸髄損傷
4．肺血栓塞栓症
5．大動脈瘤破裂

答え 3

問題 3

心肺停止後数分以内の心拍再開の場合に神経学的回復で最も早期にみられるのはどれか.1つ選べ.

(第40回・A問47)

1．開　眼
2．自発呼吸
3．対光反射
4．認知機能
5．指示動作

答え 2

---

4 意識障害

●意識障害に関する問題では，

① JCS や GCS に関する問題

②意識障害をきたす疾患と症状の関係に関する問題

③一次性脳病変と二次性脳病変に関する問題

が多く出題されている.

毎回，平均 2 問程度の出題がある. 意識障害をきたす病態と出現する症状の関係についてしっかり覚えよう！

★意識障害について

意識障害は①意識の清明度（覚醒）の障害と，②意識の内容（認知，見当識など）の障害の 2 つに分けることができる. 痛み刺激や呼びかけによる反応は上行性網様体賦活系を介して，覚醒度を上げると考えられており，認知に関する中枢は大脳皮質全体に存在するといわれている. しかし，意識障害の原因となる疾患は脳血管疾患ばかりではなく，心疾患，代謝障害，心因性によるものなど多岐に及ぶ.

脳自体の病変によって発症した意識障害を一次性脳病変といい，脳実質以外の全身性障害の影響で脳の機能不全を生じた意識障害を二次性脳病変という.

★病態別にみる意思疎通の能否

意思疎通	病　態
できない	遷延性意識障害（植物状態），無動無言症，失外套症候群，除皮質・除脳硬直
できる	頸髄損傷，閉じ込め症候群，失語

★症状別にみた意識障害をきたす疾患

呼吸の異常	チェーン・ストークス呼吸	大脳半球深部〜間脳の障害，うっ血性心不全
	中枢性過換気	中脳〜橋の障害
	失調性呼吸	延髄の障害
	クスマウル呼吸	代謝性アシドーシス，高血糖性昏睡
	呼吸抑制	薬物中毒，低体温
脈拍の異常	頻脈	心不全，重症感染症，甲状腺クリーゼ，悪性症候群
	徐脈	頭蓋内圧亢進，有機リン中毒，低体温症
	不整脈	心房細動に伴う脳塞栓，三環系・四環系抗うつ薬中毒
血圧の異常	血圧上昇	くも膜下出血，脳出血，脳梗塞，高血圧性脳症
	血圧低下	ショック
体温の異常	体温上昇	敗血症，中枢神経系の感染症(髄膜炎，脳炎)，悪性症候群，甲状腺クリーゼ，副腎発症，覚醒剤中毒，アスピリン中毒，熱中症
	体温低下	低体温症，粘液水腫性昏睡，向精神薬・抗精神病薬などの中毒
皮膚の色	紅潮	一酸化炭素中毒
	チアノーゼ	呼吸不全
	黄疸	肝不全
	蒼白	ショック
	頭痛	脳血管障害，髄膜炎，脳炎，低酸素血症，高二酸化炭素血症，一酸化炭素中毒，頭部外傷
	めまい	失神性めまい(反射性失神，起立性失神，器質的心疾患，不整脈，大動脈解離)，椎骨脳底動脈領域の血管障害
呼気臭	アンモニア臭	尿毒症
	ニンニク臭	肝性脳症
	アセトン臭	糖尿病ケトアシドーシス
	アルコール臭	エタノール中毒
	痙攣	脳血管障害，髄膜炎，脳炎，頭部外傷，低血糖，高血糖性昏睡，肝不全，腎不全，血清電解質異常，中毒，熱中症
	全身浮腫	腎不全，肝不全，うっ血性心不全

眼球・瞳孔異常	共同偏視内下方視	脳血管障害	
	眼振	椎骨脳底動脈領域の血管障害	
	眼球彷徨	大脳の障害	
	両側の縮瞳	橋出血，有機リン中毒，麻薬中毒，CO_2 ナルコーシス	
	両側の散瞳	無酸素性脳障害，脳ヘルニア進行期，中毒(環系抗うつ薬，覚醒剤)	
	瞳孔不同	鈎回ヘルニア，視床出血	
異常肢位	除皮質硬直	脳ヘルニア(大脳半球～間脳の障害)，無酸素性脳障害	
	除脳硬直	脳ヘルニア(脳幹の障害)，無酸素性脳障害	
運動麻痺	片麻痺	脳出血，脳梗塞，頭部外傷，鈎回ヘルニア，低血糖	
	交叉性片麻痺	脳幹の病変	
	四肢麻痺	脳ヘルニア進行期，橋出血，頸髄損傷を合併した頭部外傷	
その他の神経学的異常	構音障害・運動失調	椎骨脳底動脈領域の血管障害，エタノール中毒，睡眠薬中毒	
	バビンスキー反射陽性	錐体路障害(脳血管障害，頭部外傷など)	

★一次性脳病変と二次性脳病変

	一次性脳病変（原発性脳障害）	二次性脳病変（続発性脳障害）
原　因	①意識中枢そのものが傷害を受けて発症する場合 例）脳幹出血，脳幹梗塞など ②脳ヘルニアの進行により意識中枢が障害される場合	①脳細胞の代謝を維持するために必要な酸素，グルコース，血流が障害される場合 ②神経活動自体が抑制される場合 例）睡眠薬など
障　害	覚醒障害が強い	認知障害が強い
症状の進行	急速	緩徐
意識レベル	変動が少ない	よく変動する
神経局在徴候	伴いやすい	伴うことは少ない
瞳孔異常	伴いやすい	伴うことは少ない
呼吸障害	重症では伴うことが多い	伴うことは少ない
不随意運動	少ない	伴うこともある
疾患例	脳血管障害，脳腫瘍，感染，てんかん，精神疾患，頭部外傷	循環障害，低酸素血症，グルコースの減少，異常体温，電解質異常，薬物服用

★アイウエオチップス

意識障害の原因疾患の覚え方である.

A：alcohol：急性アルコール中毒

I：insulin：インスリン

U：uremia：尿毒症

E：encephalopathy：内分泌

O：opiates：麻薬, 薬物中毒

T：trauma, temperature：外傷, 体温異常

I：infection：感染症

P：psychiatric：精神疾患

S：syncope, stroke, SAH：失神, 脳卒中, くも膜下出血

問題 1　二次性脳病変に比べて一次性脳病変に特徴的なのはどれか.
1つ選べ.　　　　　　　　　　　　　　　　（第44回・A問57）

1．症状の進行が緩徐である.

2．瞳孔左右差を来しやすい.

3．意識レベルが変動しやすい.

4．神経局在徴候を認めにくい.

5．呼吸パターンの異常を呈しにくい.　　　　　答え　2

問題 2　意識障害に随伴する神経所見と原因疾患の組合せで誤っているのはどれか.　1つ選べ.　　　　　　　　　　　　（第42回・A問71）

1．散　瞳 ——————————— 覚醒剤中毒

2．縮　瞳 ——————————— 有機リン中毒

3．眼　振 ——————————— CO_2 ナルコーシス

4．瞳孔不同 ——————————— 鉤回ヘルニア

5．バビンスキー反射陽性 ———— 錐体路障害

答え　3

問題 3　閉じ込め症候群の傷病者について正しいのはどれか.　2つ選べ.
　　　　　　　　　　　　　　　　　　　　　　（第43回・A問55）

1．字が書ける.

2．発語ができる.

3．耳が聞こえる.

4．目を動かせる.

5．膝立てができる.　　　　　　　　　　　答え　3, 4

5 頭 痛

重要度 ★★

●**頭痛に関する問題では，** ⋯⋯⋯⋯⋯⋯⋯⋯⋯⋯⋯⋯⋯⋯⋯⋯⋯⋯⋯

　①さまざまな頭痛の種類とそれに関連する疾患を問う問題
　②頭痛を伴う疾患とその原因となる機序を問う問題
が多く出題されている．

　毎回，2問程度の出題がある．頭痛の原因となる機序→頭痛の症状→疾患が関連づけられるように覚えよう！

★頭痛について

　頭部組織で痛覚を感じるのは頭蓋内では硬膜，血管，脳神経であり，頭蓋外では皮膚，骨膜，動脈，神経，腱膜，筋膜，靱帯である．

　頭痛の原因は，①頭蓋内外の血管拡張，②髄膜刺激症状，③血管，神経の偏位，④頭蓋内圧亢進，⑤肩や後頸部（項部）の筋肉痙攣・収縮，⑥放散痛，⑦精神的な原因に分けることができる．また頭痛の進行の違いとしては，急性頭痛（突発性の頭痛），亜急性頭痛（数日から数週にわたり頭痛が進行性に増強するもの），慢性頭痛があり，それぞれの疾患で頭痛の進行についても特徴がある．

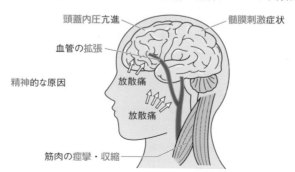

頭蓋内圧亢進　　髄膜刺激症状
血管の拡張
精神的な原因　　放散痛
放散痛
筋肉の痙攣・収縮

★頭痛の種類

部　位	機　序	疾　患	頭痛以外の症状，頭痛の性状
頭蓋内	髄膜刺激	くも膜下出血	突発性の激しい頭痛，悪心・嘔吐
		脳内出血	頭痛，嘔吐，意識障害，片麻痺
		髄膜炎	発熱を伴う頭部全体の持続性，圧迫性の頭痛
	頭蓋内圧亢進	脳腫瘍	慢性の頭痛，悪心・嘔吐
		脳膿瘍	副鼻腔炎など感染の既往，嘔吐，てんかん発作，人格変化，慢性の頭痛
		水頭症	視野障害，頭痛，気圧に伴う症状の変動あり
		静脈洞血栓症	突発性頭痛，片麻痺，痙攣
	血管拡張	一酸化炭素中毒	頭痛，耳鳴，めまい，嘔気，高濃度で昏睡
		低酸素症	頭痛，悪心，めまい，顔面蒼白，チアノーゼ
		低血糖	めまい，疲労感，脱力，頭痛，錯乱，昏睡
頭蓋外	血管由来	群発頭痛	激しい拍動性の頭痛と自律神経症状を伴う
		片頭痛	拍動性の頭痛，若い女性に多い
	筋肉由来	筋緊張性頭痛	締めつけられるような鈍い持続性の痛み
	放散痛	緑内障	急激な眼痛，頭痛，悪心，視野欠損，視力障害
		副鼻腔炎	頭重感，頭痛，鼻汁，鼻部を中心とした激痛
	心因性	うつ	頭痛，頭重感，肩こり，憂うつ感
		ヒステリー	倦怠感，頭痛，悪心，興奮

＊頭蓋内圧亢進症状は頭痛，悪心・嘔吐.

★頭痛以外の随伴症状と疾患

悪心・嘔吐	片頭痛，脳血管障害，髄膜炎，脳炎，頭部外傷，急性緑内障
めまい	小脳出血・梗塞，椎骨動脈解離，くも膜下出血，片頭痛
羞　明	片頭痛，髄膜炎
結膜充血	群発頭痛
毛様充血	急性緑内障
瞳孔不同	動眼神経麻痺，急性緑内障，群発頭痛
複　視	脳血管障害，髄膜炎
自律神経症状（顔面紅潮，発汗，鼻汁，流涙など）	群発頭痛，片頭痛

意識障害	脳血管障害，髄膜炎，脳炎，頭部外傷，低酸素血症，高二酸化炭素血症，低血糖
運動麻痺	脳血管障害，痙攣後のトッド麻痺，低血糖
髄膜刺激症状	髄膜炎，脳炎，くも膜下出血
頭蓋内圧亢進症候	脳血管障害，髄膜炎，脳炎，頭部外傷，脳腫瘍，慢性硬膜下血腫
構音障害・運動失調	椎骨脳底動脈系の血管障害

★羞明

通常の光が眩しく感じる状態である．片頭痛や髄膜炎でみられることがある．

★閃輝暗点

片頭痛の前駆症状の一つ．視野の中にギザギザの波状の光がみえる現象．

★頭蓋内圧亢進

頭蓋内血腫，脳腫瘍，脳浮腫などで頭蓋内の圧が亢進した状態である．意識障害，呼吸障害，最大血圧上昇，徐脈，頭痛，悪心・嘔吐，うっ血乳頭などの症状がみられる．

頭蓋内圧が亢進すると血圧が上昇するのは，頭蓋内圧が上昇することで脳血管が圧迫され脳血流が低下することを避けるため，血圧を上げ脳血流を維持しようとするからである．

★うっ血乳頭

眼底にある視神経乳頭が腫れて充血し，突出したものであり，頭蓋内圧亢進が原因で起こる．これにより視野が狭くなったり，視力が低下することがある．

★雷鳴頭痛

発症後1分以内にピークに達する頭痛のことで，原因が明らかなものでは，くも膜下出血，脳出血，脳梗塞などの脳血管障害が多い．

問題 1 緊張型頭痛で特徴的な痛みはどれか．1つ選べ．

（第44回・A問56）

1．頭の片側が脈打つような痛み
2．日に日に強くなってくる痛み
3．きつい帽子をかぶったような痛み
4．首の付け根から側頭部へ響く痛み
5．毎日同じ時間帯に起こる眼の奥の痛み

答え 3

問題 2 片頭痛を示唆する随伴症状はどれか．1つ選べ．

（第42回・A問69）

1．複　視
2．流　涙
3．結膜充血
4．閃輝暗点
5．瞳孔不同

答え 4

問題 3 頭痛の発症様式で緊急度が高いと判断する症候はどれか．
1つ選べ． （第43回・A問67）

1．前兆を伴う．
2．飲酒後に発症する．
3．周期的に発症する．
4．眼球結膜充血を伴う．
5．痛みは1分以内にピークに達する．

答え 5

---

6 胸 痛

重要度 ★★★

●胸痛に関する問題では, ·······

①胸痛が発症する機序に関する問題

②胸痛とその随伴症状から疾患を判断させる問題

③疾患別の胸痛の特徴に関する問題

が多く出題されている.

毎回, 3, 4問程度の出題がある. 胸痛を伴う疾患の随伴症状も覚えよう!

★胸痛について

胸痛は単に胸部の痛みというだけでなく, 重苦しい感じ, 圧迫感, 不快感などの症状も含まれる. 胸痛の原因は, ①虚血での心筋障害によって生じる狭心痛, ②炎症, 腫瘍, 損傷などが胸膜を刺激し生じる胸膜痛, ③大血管の解離, 拡大, 破裂によって神経を圧迫し生じる血管痛, ④胸郭の炎症, 腫瘍, 損傷などにより胸壁を刺激し生じる壁在痛, ⑤腹腔臓器からの関連痛, などがある. 胸痛を伴う疾患の鑑別は発症の時期, 部位, 程度, 持続時間, 随伴症状が重要となる.

★胸痛の発症機序

分 類	発症機序	痛みの特徴	疾 患
体性痛	皮膚, 筋膜, 骨膜, 壁側胸膜, 心膜などの脊髄神経の知覚線維への刺激	局在が明らかな鋭い痛み	帯状疱疹, 肋骨骨折, 胸膜炎, 気胸, 肺梗塞, 心膜炎
内臓痛	臓器実質の障害による自律神経への刺激	局在の不明確な漠然とした痛み. 鈍痛で絞扼感, 圧迫感などと表現され, 狭心痛もこの内臓痛である	大動脈解離, 肺血栓塞栓症, 胃食道逆流症
関連痛	病巣のある部位以外の痛みで求心性線維への刺激	病巣から関連痛の部位に広がる放散痛	急性心筋梗塞, 消化性潰瘍, 胆石発作・胆嚢炎, 膵炎

★胸痛をきたす疾患と特徴

疾患名	重傷度	胸痛の特徴	その他の特徴
急性心筋梗塞	○	20分以上持続する胸骨の奥の痛み	硝酸薬で改善しない. 左肩, 左上肢内部, 下顎や頸部, 心窩部, 背部への放散痛. 呼吸困難, 悪心・嘔吐, 冷汗, 失神がみられることもある
狭心症	△	安静時や労作時に数分持続する胸骨の奥の痛み	硝酸薬で改善する. 呼吸困難, 悪心・嘔吐, 冷汗, 失神がみられることもある
急性大動脈解離	○	移動性の胸背部痛	血圧の左右差
肺血栓塞栓症	○	呼吸困難を伴う突然の胸痛	長期臥床, 飛行機での長距離移動, 妊娠など長時間同じ姿勢で居続けることによる血流のうっ帯が原因で起こるその他の症状:頸静脈怒張, 重傷ではショック
胸膜炎	△	深呼吸, 咳などにより胸痛が増強	感染症, 悪性腫瘍がおもな原因であり, 感染が原因ならば発熱を伴い, 胸水貯留で呼吸困難となる随伴症状:胸膜摩擦音, 肋間神経に沿った痛み
特発性食道破裂	○	嘔吐直後の胸骨後面の激しい持続痛	胸やけ, 呑酸(喉や口に酸っぱいものがこみ上げてくる感覚), 嚥下した食物塊のつかえる感じ
自然気胸	△	徐々に増悪する片側の胸痛	若いやせ型の男性に好発
消化管穿孔	△	激しい上腹部痛	タール便
急性膵炎	△	激しい上腹部痛	アルコール多飲, 胆石の既往
肋間神経痛	△	片側のみの針で刺されたような鋭い胸痛で, 持続時間は短い	帯状疱疹などが原因で起こる. 神経分布の走行に沿って症状が出現する

○:重症　　△:中等症以上

★放散痛
ほうさんつう

　病気の原因部位と離れた部位に現れる痛みを「放散痛」という．たとえば心筋梗塞の場合，痛みが胸部だけでなく，顎や歯，左肩にも生じることがある．

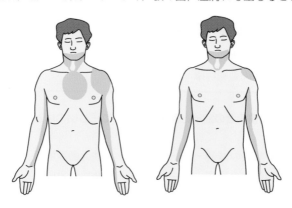

★硝酸薬
しょうさんやく

　ニトログリセリンや硝酸イソソルビドなどを硝酸薬という．投与経路は舌下，または吸入であり，血中濃度は4～6分で最高値に達し，20～30分で効果が消失する．硝酸薬は狭心症には効果があるが，心筋梗塞では効果がない．またクエン酸シルデナフィル（バイアグラ®）との併用はショックになる可能性があるため禁忌である．

練 習 問 題

問題 1 内臓痛を来す疾患はどれか. 1つ選べ.

（第43回・A問63）

1. 気　胸
2. 心膜炎
3. 帯状疱疹
4. 肋骨骨折
5. 急性大動脈解離　　　　　　　　　　　　　　答え　5

問題 2 胸痛傷病者の症候と疾患の組合せで正しいのはどれか. 1つ選べ.

（第42回・A問62）

1. 呼吸音の減弱　————————　急性大動脈解離
2. 移動性の胸痛　————————　特発性食道破裂
3. 嘔吐直後の発症　—————　緊張性気胸
4. 片側下肢の腫張　—————　肺血栓塞栓症
5. 両上肢血圧の左右差　———　急性冠症候群　　答え　4

問題 3 緊急PCI（経皮的冠インターベンション）が可能な医療機関を選定すべき胸痛の所見はどれか. 1つ選べ.　（第40回・A問61）

1. 圧痛がある.
2. 徐々に出現する.
3. 体位で変化する.
4. 呼吸性に変化する.
5. 冷汗を伴っている.　　　　　　　　　　　　　答え　5

7 腹 痛

重要度 ★★★

●腹痛に関する問題では，

腹痛に関する問題では，

   ①内臓痛と体性痛に関する問題

   ②腹痛の部位と随伴症状から疾患を判断させる問題

が多く出題されている．

   毎回，2，3問程度の出題がある．臓器の機能とそれが障害されたときの症状がわかれば問題は解けるので，しっかり覚えよう！

★内臓痛と体性痛の特徴

   腹痛は胃や腸などの管腔臓器の痙攣などによる**内臓痛**，腹膜や腸間膜などに炎症や刺激が加わり生じる**体性痛**，原因臓器の部位以外に痛みが発生する**関連痛**（**放散痛** "例：かき氷などの冷たいものを食べると頭痛がする，いわゆるアイスクリーム頭痛など"）などに分けられる．

	内臓痛	体性痛
機　序	管腔臓器の拡張，臓器を包む被膜の伸展（実質臓器の腫脹），内臓平滑筋の収縮，臓器の虚血などで発生する	腹膜や腸間膜，漿膜の炎症や刺激によって発生する
部　位	局在不明瞭	病変部位に一致して局在明瞭
性　状	絞扼性，間欠性／消長あり	持続性
圧　痛	不定	ある
腹膜刺激症状	ない	ある
自律神経症状	多い	ないことが多い
体位・体動による増悪	ない	ある
緊急度	さまざま	高い

★腹痛の部位と疾患

　腹痛の部位も疾患を判断するのに重要な材料となる．腹部の位置の分割は4分割法：右上腹部，左上腹部，右下腹部，左下腹部と，9分割法：右・左季肋部，心窩部，右・左側腹部，臍部，右・左鼠径部，恥骨部がある．それぞれの部位とそこにある臓器を関連づけて疾患を判断する必要がある．

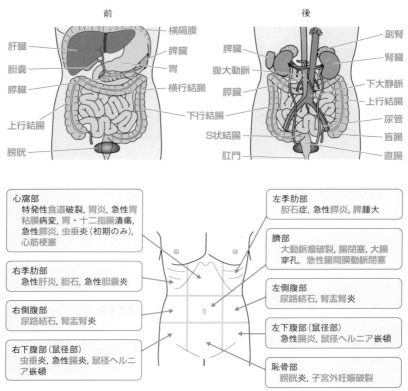

前

- 横隔膜
- 肝臓
- 胆嚢
- 膵臓
- 上行結腸
- 膀胱
- 脾臓
- 胃
- 横行結腸
- 下行結腸

後

- 脾臓
- 腹大動脈
- 膵臓
- S状結腸
- 肛門
- 副腎
- 腎臓
- 下大静脈
- 上行結腸
- 尿管
- 盲腸
- 直腸

心窩部
　特発性食道破裂，胃炎，急性胃粘膜病変，胃・十二指腸潰瘍，急性膵炎，虫垂炎（初期のみ），心筋梗塞

右季肋部
　急性肝炎，胆石，急性胆嚢炎

右側腹部
　尿路結石，腎盂腎炎

右下腹部（鼠径部）
　虫垂炎，急性腸炎，鼠径ヘルニア嵌頓

左季肋部
　胆石症，急性膵炎，脾腫大

臍部
　大動脈瘤破裂，腸閉塞，大腸穿孔，急性腸間膜動脈閉塞

左側腹部
　尿路結石，腎盂腎炎

左下腹部（鼠径部）
　急性腸炎，鼠径ヘルニア嵌頓

恥骨部
　膀胱炎，子宮外妊娠破裂

★腹痛をきたす疾患と特徴

疾患名	腹痛の機序	腹痛の部位	随伴症状
胆石症	内臓痛	右上腹部	黄疸，発熱，疝痛
単純性腸閉塞		臍部	嘔吐，間欠的な腹痛
尿路結石		季肋部	血尿，疝痛，背部・陰部に放散痛
消化性潰瘍穿孔	体性痛	上腹部	吐血・下血，嘔吐，タール便（胃・十二指腸潰瘍），汎発性腹膜刺激症状
腹膜炎		さまざま	持続痛，腹膜刺激症状
胆嚢炎・胆管炎		上腹部	疝痛，発熱，黄疸，右肩・背部に放散痛
膵炎		上腹部	嘔吐，食欲不振，発熱，脂肪性下痢
絞扼性腸閉塞（腸重積・ヘルニア嵌頓など）		臍部	強い持続痛，下血，嘔吐
虫垂炎		心窩部（←放散痛）で始まり，右下腹部に移動	食欲不振，嘔気，発熱，局所腹膜刺激症状
卵巣嚢腫茎捻転		恥骨部	突発性の持続する痛み
異所性妊娠破裂		恥骨部	妊娠中のショック，性器出血
腹部大動脈破裂		臍部	ショック，背部痛

★腹痛と随伴症状，既往歴と関連した疾患

随伴症状	下痢	急性胃腸炎
	血性下痢	虚血性大腸炎
	吐血・下血	急性胃粘膜病変，消化性潰瘍
	黄疸	胆嚢炎，胆管炎，肝硬変
	腹膜刺激症状	腹膜炎，腹腔内出血，上腸間膜動脈閉塞，卵巣腫瘍茎捻転
既往歴	開腹手術	癒着性腸閉塞，原疾患の悪化
	大量飲酒	膵炎，急性アルコール性肝炎，急性胃炎，胃潰瘍，アルコール性ケトアシドーシス
	心房細動	上腸間膜動脈閉塞症

★内臓痛

管腔臓器の急激な収縮,痙攣により生じる痛みである.部位が特定しにくく,間欠的な疝痛発作が特徴である.

★体性痛

腹膜や腸間膜などに炎症や刺激が加わり生じるものである.部位が特定しやすく,持続的な痛みが特徴である.

★疝痛
<small>せん</small>

腹部臓器の疼痛およびそれを伴う腹痛を示す症状名で,周期的に痛みが強くなったり軽くなったりする腹部の激しい痛みをさす.

★汎発性

症状が広範囲に発現するという意味.

ゴロ合わせ

★体性痛と内臓痛の特徴

ダイエー続けてナイッシュ!ドン!!

ダイ	エー	続けて	ナイッ	シュ!	ドン!!

体性痛=鋭い痛み,持続痛　　内臓痛=周期的な痛み,鈍痛

問題 1

体性神経支配による腹痛を特徴とするのはどれか．1つ選べ．

（第 40 回・A 問 60）

1．腸閉塞
2．胆石症
3．骨盤内感染症
4．急性心筋梗塞
5．胃アニサキス症

答え　3

問題 2

成人女性において突然の激しい下腹部痛を来すのはどれか．
1つ選べ．

（第 44 回・A 問 75）

1．淋　病
2．子宮筋腫
3．子宮内膜症
4．卵巣嚢腫茎捻転
5．クラミジア卵管炎

答え　4

問題 3

アルコール依存症傷病者の合併症で腹痛を来すのはどれか．
2つ選べ．

（第 42 回・A 問 57）

1．肝硬変
2．急性膵炎
3．食道静脈瘤破裂
4．コルサコフ症候群
5．アルコール性ケトアシドーシス

答え　2, 5

Ⅳ 疾病救急医学

1 神経系疾患

重要度 ★★★

●神経系疾患に関する問題では，

①くも膜下出血に関する問題
②脳内出血に関する問題

が多く出題されている．

　毎回，４〜５問程度の出題があり，脳内出血に関する問題では部位別に出現する眼症状などの問題，脳内出血の全般的な症状をしっかり覚えよう！

★脳血管疾患

　脳血管疾患による死亡は悪性新生物，心疾患，肺炎に次いで死因の第４位である．脳血管疾患は脳梗塞や脳出血，くも膜下出血が代表的であるが，それ以外にも硬膜下血腫や硬膜外血腫なども含まれる．原因は高血圧や動脈硬化に起因するものや外傷によるものもある．発症すると血管の部位より先の支配領域に片麻痺などの症状や意識障害を引き起こす可能性がある．

▶各種頭蓋内出血の部位

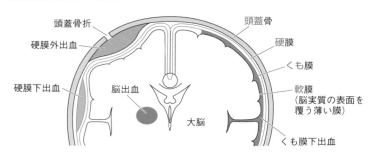

▶脳内出血の部位別の特徴

出血部位	被殻出血	視床出血	皮質下出血	小脳出血	橋出血
	(写真提供：植田敏浩先生)	(写真提供：池田正行先生)	(写真提供：篠田 純先生)	(写真提供：植田敏浩先生)	(写真提供：池田正行先生)
頻度(脳内出血の部位割合)	40%	35%	10%	5%	5%
麻痺	反対側片麻痺	反対側片麻痺	反対側片麻痺	なし	四肢麻痺
眼症状	病側共同偏視	下方共同偏視	病側共同偏視	水平眼振	正中固定 水平眼振
眼球位置					
瞳孔	正常(脳ヘルニアで病側散大)	小(病側が縮小)	正常(脳ヘルニアで病側散大)	正常	縮小(ピンホール)
対光反射	+	-	+	+	場合による
その他の症状	顔面神経麻痺 痙攣、失語症	反対側半身感覚障害	後頭葉：同名半盲 左側頭葉：失語 頭頂葉：失語、失行	めまい、頭痛、嘔吐、歩行障害	発熱、脳神経麻痺

▶脳内出血の好発部位

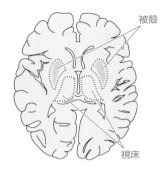

被殻

視床

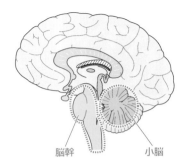

脳幹　　小脳

▶くも膜下出血の特徴

原　因	ほとんどは「脳動脈瘤の破裂」である．それ以外には頭部外傷，脳腫瘍，脳動静脈奇形，脳動脈解離の破裂などがあげられる
症　状	突然の激しい頭痛 悪心・嘔吐 意識障害（重症例） 髄膜刺激症状 項部硬直は発症直後にはみられず，数日後に顕著となる 麻痺はないことが多い
合併症	再出血（24時間以内が最も多い） 脳血管攣縮 肺水腫 水頭症

▶CT所見

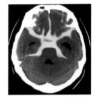

（写真提供：長島 久先生）

★ 除皮質硬直

　間脳レベルで障害された際に上肢が屈曲し，下肢が伸展する異常肢位のことである．

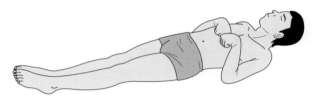

★ 除脳硬直

　中脳や橋に病変が及ぶと疼痛刺激に対して両上肢は伸展し，前腕は回内する．両下肢も伸展し，足関節は底屈をする異常肢位のことである．除皮質硬直よりも重症である．

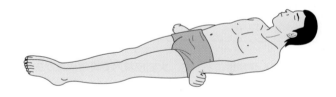

★ 強直性痙攣と間代性痙攣

強直性痙攣	手足が棒のように硬く突っ張る発作
間代性痙攣	筋肉の緊張と弛緩を繰り返す発作（手足をばたばたさせたり，顎ががくがく震えるような動き）
強直間代性痙攣	強直性痙攣が数秒続いた後，間代性痙攣を繰り返す状態

問題 1　脳出血について正しいのはどれか. 1つ選べ.

（第44回・A問74）

1. 血圧は正常であることが多い.
2. 糖尿病は発症の危険因子である.
3. 脳幹出血では散瞳が特徴的である.
4. 出血部位としては皮質下が最も多い.
5. 小脳出血では運動性麻痺が特徴的である.

答え　2

問題 2　病巣側への共同偏視を特徴とする頭蓋内出血はどれか. 1つ選べ.

（第42回・A問77）

1. 小脳出血
2. 脳幹出血
3. 被殻出血
4. 視床出血
5. くも膜下出血

答え　3

問題 3　てんかん性痙攣において，大脳皮質内で異常放電が生じている部位の機能はどれか. 1つ選べ.

（第40回・A問72）

1. 運　動
2. 知　覚
3. 感　情
4. 精　神
5. 自律神経

答え　1

2 呼吸系疾患

●呼吸系疾患に関する問題では，

①肺血栓塞栓症
②気管支喘息
③慢性閉塞性肺疾患（COPD）

に関する問題が多く出題されている．

毎回，3問程度の出題があり，各種疾患に対する症状，特徴的な患者背景，対応方法に関する問いが多い．呼吸器系の特徴的な症状を覚えよう！

★呼吸系疾患

呼吸系疾患とは，上気道，気管・気管支，肺実質，胸膜などに起こる疾患のことをいう．呼吸器は吸気により酸素を肺に取り込み，肺胞でガス交換を行い呼気にて二酸化炭素を排出する．この働きが障害されることにより呼吸不全となる．呼吸不全の原因としては肺胞低換気，肺内シャント，換気血流比の不均等分布，拡散障害があげられる．

★呼吸音と特徴，関連疾患

名　称		音　質	断続/連続	聴取のタイミング	関連疾患
連続性ラ音	ウィーズ	笛声音	連続性	呼気時	気管支喘息
	ロンカイ	いびき様低調音			気管支炎，COPD
	スクウォーク	短い笛声音	連続性	吸気時	気管支拡張症
断続性ラ音	ファイン・クラックル	捻髪音	断続性	吸気時	間質性肺炎，肺線維症
	コース・クラックル	水泡音			肺水腫，心不全
吸気時喘鳴	ストライダー	高音	連続性	吸気時	急性喉頭蓋炎，窒息

★代表的な呼吸系疾患と特徴

	肺血栓塞栓症	過換気症候群	気管支喘息	COPD
呼吸音	吸気性喘鳴（重症時）	正常	呼気性喘鳴	呼気性喘鳴
症　状	呼吸困難，胸痛，咳嗽，喘鳴，動悸	テタニー（助産師の手）胸部絞扼感四肢末端のしびれ	連続性ラ音呼気延長起坐呼吸	ばち指口すぼめ呼吸胸部の樽状変形頸静脈怒張
特　徴	下肢深部静脈血栓症の既往がある中高年女性長時間坐位後長期臥床妊婦	若い女性精神不安状態	夜間や早朝，また季節の変わり目に発作が起こりやすい	CO_2ナルコーシス喫煙の生活歴胸鎖乳突筋の肥大
処　置	低酸素血症に対する呼吸管理	ゆっくり呼吸するように指導する	酸素投与（SpO2値を90％以上に保つ）スクイジング（胸郭外胸部圧迫）	呼吸しやすい体位で搬送する．酸素の投与量は細心の注意を払う

★吸気性喘鳴と呼気性喘鳴

呼気性喘鳴	部　位	吸気性喘鳴
主に下気道 気管以下の炎症		主に上気道 上気道疾患と気管・気管支異物
気管支喘息 心臓喘息 慢性閉塞性肺疾患 慢性気管支炎 肺気腫		気管支異物 仮性クループ 喉頭蓋炎 気管・気管支腫瘍 縦隔腫瘍

チェックワード

★ARDS

　ARDS とは acute respiratory distress syndrome の略であり，急性呼吸促迫（そくはく）症候群という．肺炎や敗血症などさまざまな原因により，低酸素を伴う肺水腫の状態となる病態である．人工呼吸管理が必要となるケースが多い．

★PEEP

　PEEP とは positive end expiratory pressure の略であり，呼気終末陽圧という．
　呼気の気道内圧を大気圧より高い状態に保つことで，肺胞の虚脱を防止し，血液の酸素化を改善する．

★スクイジング法（胸郭外胸部圧迫）

　呼吸を介助する方法の1つであり，呼気時に胸郭を用手（ようしゅ）で圧迫する方法である．これにより換気量の増加，呼気流速の増加，喘息発作時では SpO_2 の増加が期待できる．

問題 1
肺胞低換気による呼吸不全を来すのはどれか．1つ選べ．
（第44回・A問91）

1．無気肺
2．肺水腫
3．頸髄損傷
4．肺線維症
5．肺血栓塞栓症

答え 3

問題 2
気管支喘息傷病者で聴診できる特徴的な呼吸音はどれか．
1つ選べ．
（第40回・B問22）

1．ブツブツ
2．バリバリ
3．ゴロゴロ
4．ヒューヒュー
5．ギュッギュッ

答え 4

問題 3
低酸素血症の主たる原因が肺間質の障害であるのはどれか．
1つ選べ．
（第44回・A問53）

1．気　胸
2．肺線維症
3．誤嚥性肺炎
4．気管支喘息
5．気管支拡張症

答え 2

---

3 循環系疾患

重要度 ★★★

●循環系疾患に関する問題では，

①急性心筋梗塞・狭心症に関する問題

②心不全に関する問題

③急性大動脈解離に関する問題

が多く出題されている．

　毎回，5〜6問程度の出題があり，各疾患に対する原因，症状，合併症，処置に関する問題が多く出ているのでしっかり覚えよう！

★循環系疾患

　循環器は，おもに心臓と血管から構成されており，これらの器官により血液が循環され，酸素や栄養分が全身の組織に運ばれ，組織からは老廃物が運び出される．

　循環器疾患の40%は問診で決まるともいわれており，傷病者の訴えを十分に聞く必要がある．また処置に関しては酸素投与と半坐位，起坐位といった体位管理が重要であるとともに，心停止に対する準備をしておくことも大切である．

★狭心症と心筋梗塞

	狭心症	心筋梗塞
状　態		
血管内腔	狭　窄	閉　塞
胸痛持続時間	20 分以内	20 分以上
痛みの特徴	運動時の胸痛＝労作性狭心症 安静時の胸痛＝安静時狭心症 程度が徐々に悪化 　　　　　　＝不安定狭心症	80％に激しい胸痛がみられる 心窩部，下顎，左肩への放散痛
ニトログリセリン	有　効	無　効
心電図変化	ST 低下 （冠攣縮時は ST 上昇）	ST 上昇，T 波先鋭化，左脚ブロック，房室ブロック
ショック出現	－	＋

心筋梗塞の合併症：不整脈，心不全，心室中隔穿孔，乳頭筋断裂（僧帽弁閉鎖不全），心破裂，左室自由壁破裂

★右心不全と左心不全

	右心不全	左心不全
障害部位	右心室	左心室
発生原因	右室梗塞，肺障害	左室を中心とした心筋梗塞，弁膜症
合併症	下肢浮腫，頸静脈怒張，肝腫大，腹水貯留	肺うっ血（肺水腫），胸水貯留

★急性大動脈解離

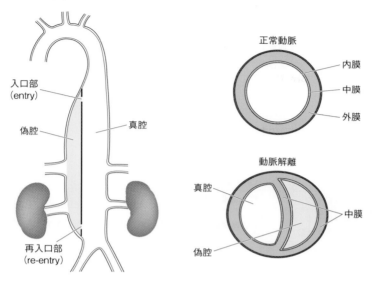

入口部（entry）
偽腔
真腔
再入口部（re-entry）

正常動脈
内膜
中膜
外膜

動脈解離
真腔
中膜
偽腔

原　因	動脈硬化，マルファン症候群，梅毒，妊娠
症　状	**激しい胸背部痛**，**移動痛**，**四肢血圧の左右差**，**痛みは次第に軽減する**
合併症	急性心筋梗塞，心タンポナーデ，脳梗塞，腸管虚血，腎不全，など

▶スタンフォード分類

スタンフォード分類は，脳血流に影響があるかどうかを判断するために上行大動脈の解離の有無を分類した方法．スタンフォードA型は緊急手術の適応となる．

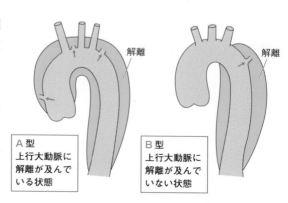

解離

A型
上行大動脈に
解離が及んで
いる状態

解離

B型
上行大動脈に
解離が及んで
いない状態

★静脈血栓塞栓症※のリスク因子

血流停滞	長期臥床，肥満，妊娠，心肺疾患（うっ血性心不全，慢性肺性心など），下肢麻痺，加齢，下肢静脈瘤，長時間座位（旅行，災害時）
血管内皮障害	血管炎，膠原病，喫煙，静脈血栓塞栓症の既往
血液凝固能亢進	悪性腫瘍，妊娠・産後，各種手術，外傷，熱傷，薬物（経口避妊薬，エストロゲン製剤など），多血症，抗リン脂質抗体症候群，脱水

※静脈血栓塞栓症は肺血栓塞栓症と深部静脈血栓症の総称

★疾患別の心電図の特徴

心房細動	P 波の消失 心房細動波（f 波）の連続 QRS 波の間隔は不規則
1 度房室ブロック	PR 間隔が延長
2 度房室ブロック（ウェンケバッハ型）	PQ 時間が徐々に延長し，やがて QRS 波形が欠損する
2 度房室ブロック（モビッツⅡ型）	PQ 間隔は一定だが，突然 QRS 波形が欠損する
3 度房室ブロック	P 波と QRS 波が別個のリズムで規則的に出現する
WPW 症候群	デルタ波，PR 間隔の短縮，QRS 幅の増大
狭心症	労作性狭心症：ST 低下，異型狭心症：ST 上昇
心筋梗塞	ST 上昇，異常 Q 波，陰性 T 波
高カリウム血症	テント状 T 波
低カリウム血症	T 波の平坦化，U 波の出現
低体温	オズボーン波（J 波）の出現

★急性冠症候群

　冠動脈の攣縮や動脈硬化による粥腫が破綻して血栓ができ閉塞している過程をいい，冠状動脈血流量が絶対的に減少した状態である．臨床的には**不安定狭心症**，**急性心筋梗塞**のことを示す．突然死をきたす可能性もあり緊急性の高い疾患である．

★アダムス・ストークス症候群

　心臓から脳への血流が急激に減少して起こる発作である．心臓の伝導経路に障害が起こるのが原因であり，これにより心臓が収縮しなくなる．**完全房室ブロック**，**洞機能不全症候群**などが障害の原因である．

ゴロ合わせ

★心筋梗塞の心電図上 ST 変化

編み上げ

編み　　上げ

AMI（心筋梗塞）　上昇
(Acute Myocardial Infarction)

問題 1
急性心筋梗塞発症 24 時間以内に発生した場合，最も危険性が高い不整脈はどれか． 1つ選べ． （第 44 回・A 問 97）

1．心房細動
2．洞性徐脈
3．1 度房室ブロック
4．発作性上室性頻拍
5．多源性心室性不整脈

答え　5

問題 2
全く不規則な脈拍が持続的に観察されるのはどれか． 1つ選べ．
（第 40 回・B 問 8）

1．洞性頻脈
2．心房細動
3．心房粗動
4．上質性頻脈
5．I 度房室ブロック

答え　2

問題 3
深部静脈血栓症の危険因子はどれか． 2つ選べ．
（第 42 回・A 問 92）

1．運　動
2．喫　煙
3．脱　水
4．心房細動
5．抗血小板薬

答え　2, 3

---

4 消化系疾患

重要度 ★★★

●消化器系疾患の問題では, ··································

①肝炎・肝硬変に関する問題

②消化管穿孔に関する問題

③腸閉塞・イレウスに関する問題

が多く出題されている.

　毎回, ３問程度の出題があり, 各疾患に対する原因, 症状, 合併症, 処置に関する問題が多く出ているのでしっかり覚えよう！

★消化系疾患について

　消化器には管腔臓器と実質臓器がある. 管腔臓器は口腔, 食道, 胃, 十二指腸, 空腸, 回腸, 盲腸, 上行結腸, 横行結腸, 下行結腸, Ｓ状結腸, 直腸, 肛門であり, 実質臓器は肝臓, 膵臓である.

　吐血, 下血, 下痢, 便秘, 嚥下困難などの症状は消化器系疾患で特徴的である. 腹腔内はブラックボックスといわれており, 疾患の鑑別がむずかしい. そのため急性腹症のなかでもショックの有無の判断など重症度, 緊急度の判断が重要となる.

★ウイルス性肝炎

肝炎ウイルスの種類	A 型	B 型	C 型
感染経路	経口感染 飲料水，生ガキなど から感染	血液，体液 性的接触がもっとも 多い	血液(輸血)，刺青， 針刺し事故が多い
母子感染	なし	あり	まれにあり
劇症肝炎	まれにあり	もっとも多い	まれにあり
特　徴	伝染性が強い	キャリア化はまれ	2/3 が慢性化する
対応・予防	安静にて自然治癒	ワクチンにて予防	インターフェロンの 投与
全肝硬変中の各割合 (アルコール性が 10％)		15％	60％
症　状	インフルエンザ様症状(食思不振，悪心・嘔吐，全身倦怠感)，黄 疸，皮膚瘙痒，発熱(A・E 型肝炎に多い)		

＊急性肝炎のうち，ウイルス性肝炎以外の肝炎には，アルコール性肝炎と薬剤性肝障害がある.

▶肝硬変の症状

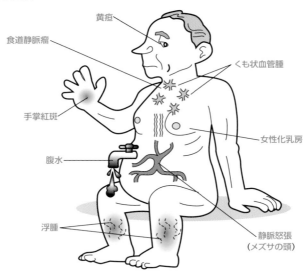

▶膵炎の特徴

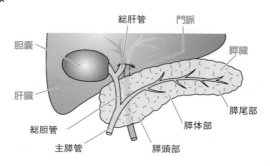

病　態	膵臓内で膵酵素が活性化され，膵臓自体を消化（自己消化）され発症する
原　因	男性で多い原因：アルコール，胆石，特発性 女性で多い原因：特発性，胆石 その他の原因：慢性膵炎の急性増悪，内視鏡的逆行性胆道造影，手術，薬剤
症　状	上腹部痛(持続性の体性痛)，発熱，悪心・嘔吐，腹部膨満，腹膜刺激症状，腸雑音低下

＊膵炎ではカレン徴候やグレイ・ターナー徴候が有名だがその発現頻度は3％程度であり，
　発症後1〜2日より出現する．

★イレウス・腸閉塞の特徴

分　類	イレウス （腸管運動低下・腸管の痙攣が原因）		腸閉塞 （腸管内の閉塞，外部からの圧迫，癒着，屈曲が原因）	
細分類	麻痺性イレウス	痙攣性イレウス	単純性腸閉塞 （血行障害はない）	絞扼性腸閉塞 （血行障害がある）
原　因	腹膜炎，急性膵炎，手術，中枢神経障害，脊髄損傷	結石発作，鉛中毒，精神疾患	癒着，腫瘍，胆石，炎症性腸疾患	腸捻転，腸重積，ヘルニア嵌頓癒着や索状物による絞扼
腸雑音	低下		亢進，金属音	
症　状	悪心・嘔吐，腹痛，腹部膨満，排ガス・排便の停止 腹膜刺激症状があれば絞扼性腸閉塞を疑う．			

★ 嵌頓ヘルニア

脱出した臓器が脱出した穴で締めつけられた状態をいう．この状態が長期に及ぶと，血液循環障害により脱出した部分が壊死に陥る場合がある．多くは激痛を伴う．

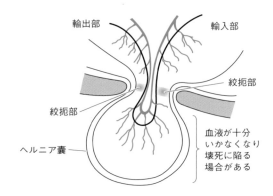

★ 劇症肝炎

重度の急性肝炎であり，肝性脳症と血液凝固障害が出現したものを劇症肝炎という．原因はウイルス性によるものが90％（A型10％，B型25％，C型55％），薬剤性によるものが10％である．劇症肝炎になると血液凝固障害や多臓器不全で死亡する．

★ 肝性脳症

肝臓の機能低下により起こる意識障害である．肝硬変が進行した場合や劇症肝炎などの重篤な肝障害によって引き起こされる．

解毒作用低下
肝機能低下 ⇨ （アンモニア抱合力低下） ⇨ 血中アンモニア値上昇

★ 急性腹膜炎

消化管穿孔や膵炎などが原因で生じる腹膜炎の症状は，持続的な腹痛（体性痛）と，筋性防御（デファンス），反跳痛（ブルンベルグ徴候），腸雑音の減弱などがみられる．

問題 1 腸閉塞の傷病者で絞扼性腸閉塞を疑う症候はどれか. 1つ選べ.

(第 43 回・A 問 77)

1. 筋性防御
2. 水様性下痢
3. 緩徐な発症
4. 間欠的な腹痛
5. 腸雑音の亢進

答え 1

問題 2 急性ウイルス性肝炎について正しいのはどれか. 1つ選べ.

(第 42 回・A 問 80)

1. 経口感染するのは A 型である.
2. 慢性化しやすいのは A 型である.
3. 発熱を認めるのは B 型である.
4. 激症化しやすいのは C 型である.
5. ワクチンで予防可能なのは C 型である.

答え 1

問題 3 結膜黄染を認める吐血傷病者で疑うべき疾患はどれか. 1つ選べ.

(第 41 回・B 問 24)

1. 胃潰瘍
2. 急性膵炎
3. 食道静脈瘤
4. 十二指腸潰瘍
5. マロリー・ワイス症候群

答え 3

5 泌尿・生殖系疾患

重要度 ★★

●泌尿・生殖系疾患の問題では, ・・・・・・・・・・・・・・・・・・・・・・・・・・・・・・

①腎不全に関する問題
②尿路結石に関する問題
③頻尿・血尿に関する問題

が多く出題されている.

毎回, 2問程度の出題があり, 腎不全, 尿路結石, 頻尿, 血尿それぞれの原因と症状を問う問題が多く出ているのでしっかり覚えよう！

★泌尿・生殖系疾患について

泌尿系臓器とは尿を作り出し, 体外に排出する器官であり, 腎臓, 尿管, 膀胱, 尿道, 前立腺などで構成されている. また, 腎臓では体内の電解質や酸塩基平衡（pH）の調節も行っている.

泌尿・生殖系疾患が原因での腹痛は, おもに下腹部痛である. 尿路結石の場合では叩打痛が特徴的であり, 感染症を伴っていれば発熱がみられる. また, 観察では尿の性状や量に関しても重要な情報となる.

腎臓は先にも述べたように電解質の調整を行っており, 腎不全では高カリウム血症となる. カリウムが高値となると不整脈を引き起こし, 心停止状態になることもあるので注意が必要である.

▶腎不全の特徴

腎不全	分類	分類説明	割合	原因の分類	原因疾患	症状
急性腎不全	腎前性	機能的異常（腎実質の障害はない）	55～60%	循環血液量減少	出血、嘔吐、下痢、熱傷、利尿薬	肺水腫 浮腫 高カリウム血症 代謝性アシドーシス 不整脈
				心拍出量減少	心筋梗塞、心不全、心タンポナーデ	
				血圧低下	敗血症、降圧薬、各種ショック、副腎不全	
				腎内血管攣縮	急性高カリウム血症、腎動脈狭窄	
	腎性	器質的異常（腎実質の病変によるもの）	35～40%	腎内血管病変	播種性血管内凝固症候群、血管炎、悪性高血圧	
				糸球体病変	急性腎炎、急速進行性糸球体腎炎	
				急性間質性腎炎	薬剤性、感染、多発性骨髄腫	
				急性尿細管壊死	腎毒性物質（抗生物質、パラコートなど）、異型輸血、横紋筋融解症、白血病	
	腎後性	その他の異常	5%以下	尿路の閉塞	尿路結石、骨盤内腫瘍、前立腺肥大	
慢性腎不全	ー	ー	ー	ー	糖尿病性腎症、慢性糸球体腎炎、膠原病、尿路結石、その他	

★尿路結石

結石症の発生場所	腎(腎杯，腎盂)，尿管，膀胱，尿道
症　状	腰背部・側腹部・下腹部の疝痛発作，血尿，悪心・嘔吐，冷汗，血圧低下

★尿閉・血尿

　尿閉とは，尿は生成されるが，排尿できないために膀胱に尿が充満してしまう状態であり，高齢男性に多い．

▶原因疾患

尿　閉	前立腺肥大，神経因性膀胱，尿道狭窄，尿道結石
血　尿	膀胱腫瘍，腎盂腎炎，尿路結石，尿道異物

★血　尿

　尿中に赤血球が以上に増加した状態をいい，目で見て赤色ないし茶褐色を呈する肉眼的血尿と，検査でわかる顕微鏡的血尿がある．尿路結石や膀胱炎，腎盂腎炎などが原因となる．

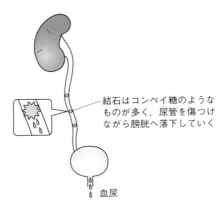

結石はコンペイ糖のようなものが多く，尿管を傷つけながら膀胱へ落下していく

血尿

★頻尿

　一般的には１日の排尿回数が８回以上の場合を頻尿というが，個人差がある．頻尿の原因は過活動膀胱，膀胱炎，前立腺炎，前立腺肥大症，心因性頻尿，糖尿病などがあげられる．

★人工透析

　腎不全が進行し，腎臓が機能しなくなった際に尿毒症になるのを防止するため，人工的に血液の「老廃物除去」「電解質維持」「水分量維持」を行う方法である．血液透析では，一般的に週３回専門の施設に通い，１回４時間かけて治療する．

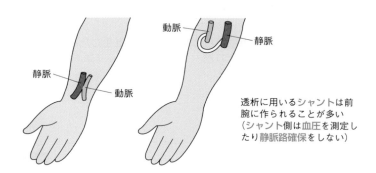

動脈　静脈

静脈　動脈

透析に用いるシャントは前腕に作られることが多い（シャント側は血圧を測定したり静脈路確保をしない）

ゴロ合わせ

★乏尿と無尿の尿量

帽子を買って無一文

帽　子を　買って　無　一文

乏尿　400mL/日以下　無尿　100mL/日以下

問題 1　肉眼的血尿を来す疾患はどれか．1つ選べ．

（第40回・B問24）

1．熱中症
2．尿管結石
3．広範囲熱傷
4．てんかん大発作
5．クラッシュ症候群

答え　2

問題 2　慢性腎不全患者が透析日の朝に呼吸困難を生じたときに，最も可能性の高い病態はどれか．1つ選べ．

（第43回・B問14）

1．肺　炎
2．不整脈
3．肺血栓塞栓症
4．気管支喘息発作
5．うっ血性心不全

答え　5

問題 3　尿管結石に特徴的な症候はどれか．1つ選べ．

（第44回・A問93）

1．頻　尿
2．血　尿
3．尿　閉
4．尿失禁
5．排尿時痛

答え　2

---

6 代謝・内分泌・栄養系疾患 重要度 ★★★

●代謝・内分泌・栄養系疾患の問題では，⋯⋯⋯⋯⋯⋯

①糖尿病

②低血糖

③ビタミン欠乏症

に関する問題が多く出題されている.

　毎回，5問程度の出題があり，とくに各疾患の症状について問う問題が多く出題されている. 代謝・内分泌・栄養系疾患は苦手分野と思っている人も多いだろうが，病態と症状など重要な部分から順に覚えよう！

★内分泌系疾患について

　ヒトは，視床下部・下垂体，甲状腺，副甲状腺，副腎，性腺などの内分泌器官をもつ. 内分泌代謝疾患とは，これらのホルモンを作る内分泌臓器の障害により，①ホルモン分泌の異常（増加または低下），②ホルモンが作用する対象臓器の異常（ホルモン受容体の障害）により，ホルモン作用の異常が起こった状態をいう.

　内分泌疾患では特異的な症状が少ないため病態の推定がむずかしいが，できるだけ詳しく最近の症状や既往歴などの聴取をすることが大切である.

★甲状腺クリーゼ

　甲状腺クリーゼとは，甲状腺ホルモンの過剰分泌（**バセドウ**病）のうち，甲状腺ホルモンに急激な中毒症状を呈するものである．

▶甲状腺クリーゼの原因と症状

原　因	感染，ショック，手術，外傷，分娩，服薬中止など
症　状	発汗，発熱（40℃以上），頻脈，不穏，振戦，痙攣，意識障害，メルセブルグの三徴（動悸・甲状腺腫大，眼球突出）

★糖尿病性ケトアシドーシス性昏睡と高浸透圧高血糖症候群

	ケトアシドーシス性昏睡	高浸透圧高血糖症候群
糖尿病の型	1型に多い 1型＝膵β細胞障害 （インスリンの絶対的不足）	2型に多い 2型＝インスリン抵抗性増加 （インスリンの相対的不足）
好発年齢	若年者	中高年
原　因	インスリンの中断，感染，嘔吐，下痢，大量の糖質摂取	感染，脱水，薬剤（利尿薬，ステロイド，高カロリー輸液など）
症　状	口渇，多飲，多尿，全身倦怠感，悪心，腹痛，アセトン臭，クスマウル呼吸	全身倦怠感，痙攣，頭痛，腹痛，皮膚乾燥

▶低血糖の原因と症状

原　因	血糖降下薬，インスリン投与，インスリノーマ，下垂体機能不全，副腎機能不全，肝障害，慢性アルコール中毒，胃切除後（ダンピング症候群）
症　状	顔面蒼白，意識障害（昏睡），手指振戦，空腹感，脱力感，動悸，冷汗

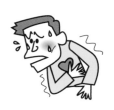
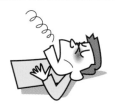

★ビタミン欠乏症

脂溶性ビタミン	ビタミン A	夜盲症，角膜乾燥症，皮膚角化症，精子形成不全
	ビタミン D	くる病(小児)，骨軟化症(成人)
	ビタミン E	溶血性貧血
	ビタミン K	出血傾向，新生児メレナ
水溶性ビタミン	ビタミン B$_1$	脚気，ウェルニッケ脳症，コルサコフ症候群
	ビタミン B$_2$	口角炎，口唇炎，舌炎，結膜炎
	ビタミン B$_6$	貧血，痙攣，多発性末梢神経炎
	ビタミン B$_{12}$	貧血
	ビタミン C	壊血病
	葉酸	貧血
	ビオチン	皮膚炎
	ナイアシン	ペラグラ，皮膚炎，精神異常

★糖尿病性昏睡

　糖尿病性昏睡は糖尿病性ケトアシドーシス性昏睡と高浸透圧高血糖症候群の大きく2つに分けることができる．これはインスリンの不足などが原因で高血糖状態になり，意識障害に陥る．

★昏睡を起こす糖尿病の3病態

　低血糖性昏睡→エネルギー不足で意識低下

　高浸透圧高血糖症候群→高浸透圧で意識低下

　ケトアシドーシス性昏睡→ケトン体が蓄積し意識低下

★インスリン

　インスリンは膵臓に存在するランゲルハンス島のβ細胞から分泌されるホルモンの一種であり，血糖値の維持に重要なホルモンである．血糖値を低下させるため，糖尿病の治療にも用いられている．

問題 1

糖尿病治療中に低血糖を来す要因はどれか. 1つ選べ.

（第 42 回・A 問 85）

1. 不　眠
2. 喫　煙
3. 便　秘
4. 脱　水
5. 運　動

答え　5

問題 2

糖尿病ケトアシドーシスに比べて，高浸透圧高血糖症候群でより顕著なのはどれか. 1つ選べ.　　　　　（第 43 回・A 問 76）

1. 脱水の程度
2. 若年者での発症
3. 症状の進行の速さ
4. 1型糖尿病での発症
5. クスマウル大呼吸の出現

答え　1

問題 3

欠乏により貧血を来すビタミンはどれか. 2つ選べ.

（第 42 回・A 問 86 改変）

1. ビタミン A
2. ビタミン B_1
3. ビタミン B_{12}
4. ビタミン D
5. ビタミン E

答え　3, 5

7 妊娠・分娩と救急疾患

重要度 ★★★

●妊娠・分娩の問題では，

①アプガースコア
②正常分娩の経過
③異常妊娠

に関する問題が多く出題されている．

　毎回，3 問程度の出題があり，この分野では疾患の症状や病態だけでなく，正常な妊娠の経過に関する問題など妊娠・分娩の基本知識に関する問題も出題されている！

★妊娠・分娩

　妊娠とは，受精卵が着床し，胎児およびその付属物が排出されるまでの状態のことである．通常，受精から 230 〜 296 日で成熟児となる．

　分娩では「産道・胎児・娩出力」が分娩の 3 要素といわれている．また分娩の経過は 3 期に分かれており，分娩第 1 期を開口期（子宮口が 10cm の全開大をするまで），分娩第 2 期を娩出期（子宮口全開大から胎児が娩出されるまで），分娩第 3 期を後産期（胎児娩出から胎盤娩出まで）という．

　妊娠・分娩に関する疾患は異常妊娠と正常分娩に分かれるが，主症状として下腹部痛や異常性器出血を伴うことが特徴である．

分娩予定日の計算方法（ネーゲレ概算法）
　最終月経日初日の月に 9 を足し，日に 7 を足した月日が分娩予定日です．
　例：最終月経日が 8 月 4 日だった場合：(8 + 9) 月 (4 + 7) 日を計算して，分娩予定日は 5 月 11 日となります．

★正常分娩の経過

経　過	経過概要	所要時間	特　徴
分娩第1期	10分おきの陣痛開始から子宮口が全開（10cm）するまで	初産婦：10〜12時間 経産婦：4〜5時間	少量の性器出血（産徴）がみられることがある
分娩第2期	子宮口が全開してから児が娩出するまで	初産婦：2〜3時間 経産婦：1〜1時間半	分娩第1期の終わりから分娩第2期の終わりの間に破水する
分娩第3期	児娩出から胎盤娩出終了まで	10〜30分	弛緩出血を起こすことがあるので，性器出血の量に注意する

★子癇の特徴

病　態	妊娠高血圧症候群の重症症状
症　状	突然の意識消失 強直間代性痙攣 高血圧 腱反射亢進
特　徴	発作の前兆がある
間違えやすい疾患	てんかん 過換気症候群 脳出血
応急処置	気道確保 誤飲防止 酸素投与

　光，大きな音などの刺激で発作が再発することがあるので，刺激を与えないようにする．

★アプガースコア

	0点	1点	2点
心拍数	心拍なし	100回/分以下	100回/分以上
呼　吸	呼吸なし	弱く泣く	強く泣く
筋緊張	だらりとしている	少し四肢を曲げる	活発に四肢を動かす
反　射*	反応なし	顔をしかめる	泣く
皮膚色	全身蒼白または 全身チアノーゼ	四肢のみチアノーゼ	全身ピンク色

＊反射は吸引カテーテルで鼻腔を吸引したときの反応.

合計点で3点未満は重症新生児仮死, 5点未満は危険と判断する.

新生児の心拍数が100/分未満で人工呼吸, 60/分未満で胸骨圧迫を行う.

出生1分後と5分後の2回評価する.

★母体搬送

- 低体温予防のため, 救急車内の温度を25〜30℃に設定する
- 破水している場合は担送とし, 歩かせない
- 左側臥位で搬送する(仰臥位では下大静脈が圧迫され低血圧になる)
- 胸上で両手を組ませ, 「ハッハッ」と短促呼吸をさせ, いきませない
- 経産婦では排臨状態, 初産婦では発露の状態の場合, 車内分娩も考慮する

★分娩介助

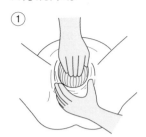

① 母体の上半身を15〜30°挙上したファウラー位にする.
ポビドンヨードで外陰部, 会陰部, 大腿内側, 肛門の
順に消毒する. 消毒薬がなければ, 清潔な水でもよい.
左手で会陰保護, 右手で児頭を屈位にし, 恥骨結合を
スムーズに通過するようにする

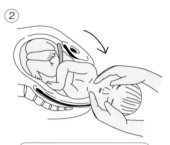

② 上側の肩の娩出
　上方にある肩甲の娩出.
　児頭を後方へ引く

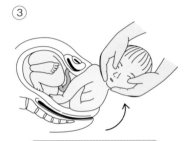

③ 下側の肩の娩出
　下方にある肩甲の娩出.
　児頭を前方へ引く

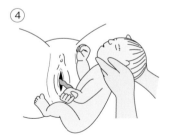

④ 後在肩甲を娩出した胎児は体幹
を回しながら, ゆっくり骨盤誘
導線に沿ってとりあげる

★ 妊娠期間別の特徴

妊娠週	分娩時期	異常妊娠
妊娠 22 週未満	流産	異所性妊娠(子宮外妊娠)，胞状奇胎
妊娠 22 週〜 37 週未満	早産	切迫早産，前期破水
妊娠 37 週〜 42 週未満	正期産	―
妊娠 42 週以降	過期産	―
分娩中	―	子宮破裂，羊水塞栓
分娩後	―	弛緩出血，子宮内反，羊水塞栓

★ 輪状マッサージ

　子宮復古不全（弛緩出血時）時に子宮底部を輪状にマッサージすることで，子宮筋を収縮させ，止血効果を得る方法である．

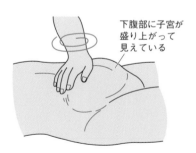

下腹部に子宮が
盛り上がって
見えている

★ 異所性妊娠（子宮外妊娠）

　子宮腔以外の部分への受精卵の着床をいう．妊娠可能年齢の女性の急性腹症では疑われる疾患の 1 つである．症状として強い下腹部痛を示す．

問題 1

異所性妊娠で最も多い着床部位はどこか．1つ選べ．

（第40回・A問79）

1．卵　巣
2．卵　管
3．頸　管
4．腹　腔
5．卵管間質部

答え 2

問題 2

28歳の女性．妊娠38週．羊水過多症のため，産科診療所の医師が周産期母子医療センターへの搬送を要請した．救急隊到着時観察所見：意識清明．呼吸数20/分．脈拍96/分，整．血圧98/56mmHg．SpO_2値99%．救急車に収容するためにストレッチャーに仰向けに寝かせたところ，3分ほどして悪心を訴えた．血圧を再測定したところ，70/52mmHgである．どの体位への変換が必要か．1つ選べ．

（第44回・D問30）

1．腹臥位
2．半坐位
3．起坐位
4．右側臥位
5．左側臥位

答え 5

問題 3

20歳の女性．妊娠37週．赤ちゃんが生まれそうとのことで，本人が自宅から救急要請した．救急隊到着時観察所見：すでに赤ちゃんが出生しており，胎盤はまだ娩出していない．児は泣いているものの弱々しく，体幹にチアノーゼを認め，四肢は少し曲げている．心拍数は64/分であった．保温に注意しながらバッグ・バルブ・マスクによる人工呼吸を開始した．30秒後の評価で人工呼吸を中止する最小の心拍数はどれか．1つ選べ．

（第41回・D問30）

1．80

2．90

3．100

4．110

5．120

答え　3

V 外傷救急医学

1 外傷総論
（外傷の病態生理，現場活動含む）　　　重要度 ★★★

●外傷総論の問題では，

　①受傷機転から予測される外傷

　②外傷に伴うショック

　③種々の外傷に特徴的な症状

に関する問題が多く出題されている．

　毎回，5問程度の出題があり，外傷の疫学から受傷機転と特徴的な損傷形態，外傷の現場活動フローチャートなど幅広い分野から問題が出ているが，この後のそれぞれの外傷各論の基礎になるので，しっかり覚えよう！

★外傷の疫学について

　日本における不慮の事故での死亡順位は第6位である．重傷外傷傷病者は受傷してから手術などの治療までの時間が短ければ短いほど生存の可能性が高まる．そのため，生命にかかわる必要最低限の処置を実施し，適切な病院に適切な搬送方法で搬送する必要があり，このことを「ロードアンドゴー」という．

★高リスク受傷機転（ロードアンドゴーを考慮すべき受傷機転の例）

- 同乗者の死亡した車両事故
- 車外に放出された車両事故
- 車の高度な損傷を認める車両事故
- 車に轢かれた歩行者・自転車事故
- 5m以上飛ばされた，もしくは30km/時以上の車との歩行者・自転車事故
- 運転者が離れていた，もしくは30km/時以上のバイク事故
- 高所からの墜落（6m以上または3階以上を目安，小児では身長の2〜3倍程度の高さ）
- 体幹部が挟まれた
- 機械器具に巻き込まれた

★外傷での現場活動

状況評価

携行資器材：①呼吸管理用資器材，②外傷セット，③全身固定具

必要に応じ，救援隊，消火隊，警察などの応援を要請

- 携行資器材確認
- 感染防御
- 二次災害予防，安全確保
- 応援要請，傷病者数確認
- 受傷機転の把握

高リスク受傷機転と判断した場合

初期評価（生理学的評価）

循環の評価：①脈の性状，②皮膚の色調・冷汗・湿潤，③活動性の出血の観察

CPA の場合はただちに CPR を開始し，固定・搬送に移る

- 頸椎の保護
- 気道の確認
- 呼吸の評価
- 循環の評価
- 活動性外出血の確認
- 意識レベルの評価

意識障害
気道の異常
呼吸の異常
循環の異常

全身観察（解剖学的評価）

各外傷時に行う処置

フレイルチェスト➡胸壁固定

開放性気胸➡三辺テーピング

刺創物➡抜かずに固定

脱出腸管➡還納せず気密性のある材料で被覆

熱傷の水疱➡破らず被覆

- 頭部・顔面の視診・触診
- 頸部の視診・触診
- 胸部の視診・聴診・触診
- 腹部の視診・触診
- 骨盤の視診・触診
- 大腿の視診・触診
- 上下肢の大きな損傷
- 背面の大きな損傷
- 神経学的所見

顔面の高度な損傷
頸静脈怒張／気管偏位
頸部・胸部の皮下気腫
胸郭動揺・呼吸左右差
開放性気胸
腹部膨隆／腹壁緊張
骨盤骨折／両側大腿骨折
脊椎損傷の疑い
四肢轢断
頭頸部・胸腹部・鼠径部穿通創
熱傷を伴う外傷，顔面・気道熱傷

車内活動

傷病者への聴取内容（GUMBA）

- 事故の原因
- 症状，訴え
- 最後の食事時刻
- 病歴・服薬歴
- アレルギーの有無

- 医療機関選定と医療機関連絡（SAMPLE）
- 保温
- モニター（心電図，SpO₂，血圧計）装着
- バイタルサイン測定
- 詳細，継続観察（5 分毎）

L&G 適応例すべてに実施するべき処置

- 酸素投与（10L／分以上）
- 頸椎を中間位に保持
- 脊椎運動制限

★乗用者の受傷機転と外傷の特徴

受傷機転	外 傷
ハンドル外傷	心臓，肝臓，膵臓，十二指腸，横行結腸損傷
ダッシュボード外傷	膝蓋骨・膝関節損傷，股関節後方脱臼，骨盤(臼蓋)骨折，大腿骨骨折，膝窩動静脈損傷
フロントガラス外傷	頭蓋内損傷，頭蓋骨骨折，顔面骨骨折，頸椎・頸髄損傷
エアバッグ外傷	成人：頸椎・頸髄損傷，頭部損傷，眼外傷 小児：心タンポナーデ，上位頸髄損傷，外傷性窒息
シートベルト外傷	腸管，腸間膜，脊椎損傷，胸頸部血管損傷
側面衝突	鎖骨骨折，上腕骨骨折，肋骨骨折，脾損傷，肝損傷，腎損傷，骨盤骨折，大腿骨骨折，頸椎・頸髄損傷
後面衝突	外傷性頸椎症候群(むち打ち症)，頸椎・頸髄損傷

★出血量と生体反応

出血量	軽度 (15% 未満)	中等度 (15～30%)	重度 (30～40%)	致死的 (40% 以上)
脈 拍	100/ 分以下	100/ 分以上	120/ 分以上	140/ 分以上 または徐脈
血 圧	変化なし	収縮期血圧不変 拡張期血圧上昇	収縮期血圧低下 拡張期血圧低下	収縮期血圧低下 拡張期血圧低下
内分泌反応	軽度	アルドステロン，ADH，成長ホルモン，コルチゾール，カテコラミンの増加	アルドステロン，ADH，成長ホルモン，コルチゾールの増加 カテコラミンの顕著な上昇	
代謝変動	軽度	血糖上昇 脂肪分解 乳酸値の軽度上昇	乳酸アシドーシス，無尿	
症 状	一過性，軽度の不安	脈圧の低下，口渇，蒼白で冷たい皮膚，不安，恐怖感	意識障害，血圧の低下，あえぎ	

★爆傷の機序と外傷

段 階	機 序	外 傷
第1段階	爆発による圧力波	鼓膜破裂，肺挫傷，肺破裂，気胸，腹部臓器損傷
第2段階	破片飛沫による損傷	破片が体に当たることによる鈍的損傷，鋭的損傷
第3段階	爆風による損傷	体が地面に衝突して起こる損傷．四肢・体幹の切断
第4段階	燃焼・ガスによる損傷	熱傷，中毒，窒息

★デグロービング損傷

四肢が回転しているローラーやベルトに巻き込まれ皮膚が剥脱される損傷のことである．

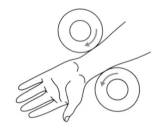 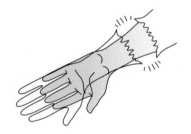

★クラッシュ症候群

クラッシュ症候群（クラッシュ・シンドローム）は圧挫症候群ともいい，身体の一部が長時間圧迫された後に解放された際に，壊死した筋細胞からカリウムやミオグロビンなどが血液中に大量に漏出することで起こるさまざまな症候をいう．発症すると高カリウム血症による致死性不整脈，ミオグロビンによる急性腎不全を合併する．挟まれているときに大量急速輸液することが効果的であるといわれている．

★出血量の推定

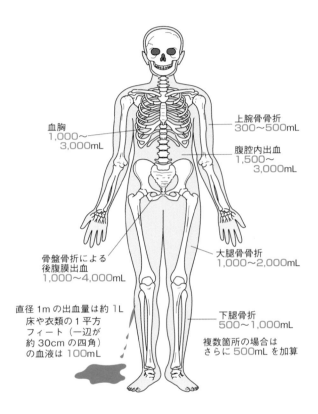

血胸
1,000〜
　　3,000mL

上腕骨骨折
300〜500mL

腹腔内出血
1,500〜
　　3,000mL

骨盤骨折による
後腹膜出血
1,000〜4,000mL

大腿骨骨折
1,000〜2,000mL

直径 1m の出血量は約 1L
床や衣類の 1 平方
フィート（一辺が
約 30cm の四角）
の血液は 100mL

下腿骨折
500〜1,000mL

複数箇所の場合は
さらに 500mL を加算

★外傷死の三徴

　アシドーシス，血液凝固障害，低体温を外傷死の三徴といい，不可逆的ショックが差し迫っていることを示す徴候である．

問題 1

「総務省消防庁：緊急度判定プロトコル Ver.1.1」により救急現場で高リスク受傷機転と判断されるのはどれか．1つ選べ． （第44回・B問27）

1．浴室での転倒

2．階段5段目からの転落

3．車外に放出された車両事故

4．歩行者同士の衝突による転倒

5．ブロック塀倒壊による下腿挟圧　　　　　　答え 3

問題 2

乗用車事故における運転手の受傷機転と典型的な損傷の組合せで正しいのはどれか．1つ選べ． （第40回・A問109）

1．後面衝突 ———————— 腰椎骨折

2．側面衝突 ———————— 腎茎部血管損傷

3．ハンドル外傷 ———————— S状結腸損傷

4．エアバッグ外傷 ———————— 腸間膜損傷

5．ダッシュボード外傷 ———— 股関節脱臼　　答え 5

問題 3

爆傷の第一段階で起こる損傷はどれか．2つ選べ． （第40回・A問110）

1．熱　傷

2．肺破裂

3．脳挫傷

4．鼓膜破裂

5．四肢切断　　　　　　　　　　　　　答え 2, 4

問題 4 外傷傷病者において，一旦発生すると救命が困難となる「外傷死の三徴」に含まれるのはどれか．1つ選べ．

(第44回・A問101)

1．高体温
2．高血圧
3．チアノーゼ
4．血液凝固障害
5．アルカローシス

答え 4

問題 5 大量出血に対する生体反応で増加しないのはどれか．1つ選べ．

(第42回・A問47)

1．レニン
2．グルカゴン
3．インスリン
4．アドレナリン
5．抗利尿ホルモン

答え 3

問題 6 外傷の現場活動において初期評価と同時に行う処置はどれか．1つ選べ．

(第42回・A問100)

1．胸壁固定
2．穿通異物固定
3．直接圧迫止血
4．三辺テーピング
5．脱出した腸管の被覆

答え 3

2 頭部外傷

重要度 ★★

●頭部外傷の問題では，

①脳の一次性損傷と二次性損傷

②頭蓋底骨折

に関する問題が多く出題されている．

毎回，2問程度の出題があり，各頭部外傷の特徴的な症状を問われることが多いのでそれぞれ整理して覚えよう！

★頭部外傷について

頭蓋は脳頭蓋，頭蓋底，顔面頭蓋に分類され，15種23個の骨から構成されている．さらに脳頭蓋の内側には硬膜，くも膜，軟膜がある．これらで脳実質は守られているが，外傷患者の約20%は頭部外傷を伴う．

症状は重症の場合，高頻度で意識障害がみられる．また，意識障害がなくとも悪心・嘔吐，頭痛，瞳孔径，対光反射などのほかの症状を見逃さないように注意が必要である．

★一次性脳損傷と二次性脳損傷

一次性脳損傷
事故などの外力によって直接生じた脳の損傷 ①脳挫傷，②びまん性軸索損傷

二次性脳損傷
事故から時間が経過した後に生じる 頭蓋内血腫，脳虚血，壊死，浮腫，脳ヘルニア，など 原因は，①低酸素症，②低血圧，③貧血，④酸塩基平衡異常，⑤高体温，⑥高血糖など

★硬膜外血腫と硬膜下血腫

	急性硬膜外血腫	硬膜下血腫
出血場所	頭蓋骨と硬膜の間	硬膜とくも膜の間
出血源	硬膜の動静脈，静脈洞 骨折した頭蓋骨自体	脳表と静脈洞を連絡する架橋静脈， 脳表面の動静脈
特　徴	意識清明期がある	脳挫傷を伴うことが多い
CT 画像	凸レンズ状	三日月型
予　後	早期の治療で良好	硬膜外血腫に比し不良

★頭蓋底骨折の特徴的な症状

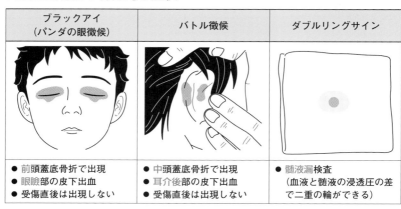

ブラックアイ （パンダの眼徴候）	バトル徴候	ダブルリングサイン
● 前頭蓋底骨折で出現 ● 眼瞼部の皮下出血 ● 受傷直後は出現しない	● 中頭蓋底骨折で出現 ● 耳介後部の皮下出血 ● 受傷直後は出現しない	● 髄液漏検査 　（血液と髄液の浸透圧の差 　で二重の輪ができる）

★脳ヘルニア

　頭部外傷などにより，頭蓋内に血腫や脳浮腫が生じると，頭蓋内圧が亢進され，脳組織が押し出されることをいう．脳ヘルニアにて脳幹を圧迫した場合，昏睡や呼吸停止に陥ることがある．

★年齢による頭部外傷の特徴

乳児期：ピンポンボール骨折

高齢者：慢性硬膜下血腫

★硬膜外血腫・硬膜下血腫の CT 検査の特徴

三日月の下，外国でラグビー

三日月の	下，	外国で	ラグビー
三日月状	硬膜下血腫	硬膜外血腫	ラグビーボール状（凸レンズ状）

問題 1

頭部外傷における一次性脳損傷はどれか．1つ選べ．

（第 42 回・A 問 106）

1．脳浮腫
2．脳ヘルニア
3．脳血管攣縮
4．急性水頭症
5．びまん性軸索損傷

答え 5

問題 2

急性硬膜外血腫の特徴について正しいのはどれか．1つ選べ．

（第 43 回・A 問 100）

1．高齢者に多い．
2．意識清明期を認める．
3．出血源は架橋静脈である．
4．脳挫傷を伴うことが多い．
5．急性硬膜下血腫より予後が不良である．

答え 2

問題 3

37 歳の男性．オートバイ運転中に縁石に乗り上げ転倒し，その際にヘルメットがずれて左後頭部を強打した．目撃者が救急要請した．救急隊到着時観察所見：意識 JCS2．呼吸数 28/分．脈拍 70/ 分，整．血圧 140/78mmHg．瞳孔右 2.5mm，左 2.5mm，対光反射は迅速である．左の外耳孔から出血を認める．この傷病者への対応で適切なのはどれか．1つ選べ．

（第 42 回・D 問 35）

1．バトル徴候の確認
2．上半身の 30 度程度の挙上
3．嘔吐に備えて頭部回旋位の保持
4．耳にガーゼを詰めての圧迫止血
5．耳出血でのダブルリングサインの確認

答え 5

3 脊椎・脊髄外傷

重要度 ★★

●脊椎・脊髄外傷の問題では，

①頸髄損傷で呈する症状（とくに神経原性ショック）
②中心性脊髄損傷

に関する問題が多く出題されている．

毎回，3問程度の出題があり，脊髄の損傷部位での特徴的な症状を問われることが多いので脊髄の断面でみる部位別機能もしっかり覚えよう！

★脊椎・脊髄損傷

脊椎損傷は外傷全体の約10%を占め，重症頭部外傷や重症鈍的顔面外傷では頸椎損傷を合併する可能性があるため，その疑いをもって対応する必要がある．また日本では，年間約5000人が脊髄損傷となっているとの報告がある．

脊髄損傷の受傷原因としては1位：交通事故，2位：転落，3位：起立歩行時の転倒，4位：下敷落下物，5位：スポーツの順である．このように脊髄は強い衝撃を受けた際に受傷しやすいため脊髄単独の損傷だけでなく，他の部位にも外傷が及んでいることがしばしばみられる．原因や症状から少しでも脊髄損傷を疑うことができる要因があるならば全身固定を行うべきである．

★受傷機転と脊椎損傷の関連

受傷機転	脊椎損傷の種類
過伸展	後方脱臼，ハングマン骨折
過屈曲	前方脱臼
圧　迫	圧迫骨折，破裂骨折，ジェファーソン骨折〔第1頸椎（環椎）骨折〕
回　旋	椎間関節の脱臼，環軸関節の亜脱臼による斜頸位（幼児）

★脊髄の断面と部位別の機能

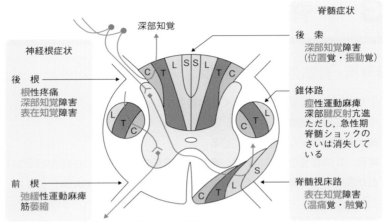

C：上肢，T：体幹，L：下肢，S：会陰部

（改訂第9版救急救命士標準テキスト下巻，へるす出版，p.980，2016 より引用改変）

★脊髄完全損傷の特徴

損傷部以下の

● 全運動麻痺

● 全知覚障害

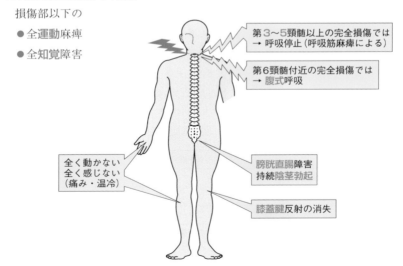

★脊髄不完全損傷の特徴

	中心性脊髄損傷	前脊髄型損傷	脊髄半側損傷
損傷部位 （色が損傷部位）			
麻痺部位 （色が麻痺部位）			
症　状	下肢より上肢に強い麻痺 温痛覚障害	損傷部以下の完全麻痺 温痛覚障害 深部知覚は残存	損傷部の運動麻痺 損傷側の深部知覚低下 反対側の温痛覚障害
国試に出やすい順	1位	2位	3位

＊脊髄の断面と部位別の機能の図と上記の不完全損傷の部位とで症状を当てはめてみよう．
＊脊髄半側損傷は，ブラウン・セカール症候群または脊髄半切症候群ともいう．

★引き抜き損傷

　転落や，オートバイ事故などにより，頭頸部と肩，腕がそれぞれ逆方向に引き離されると，腕神経叢（わんしんけいそう）が過度の牽引によって引き抜かれる．これにより生じる痛みと麻痺である．

★神経原性ショック

　上位頸髄損傷では徐脈，血圧低下，交感神経機能の消失によるショックをきたす．蒼白，発汗，頻脈は認めず，皮膚は温かく乾燥している．

★ログロール

　脊椎損傷が疑われる傷病者に対して，脊椎軸を捻ったり屈曲させたりせずに回す方法である．ログは丸太（log），ロールは回す（roll）という意味で丸太のように回すということである．実施する際は3人で声かけをしながら同時に傷病者を90°に傾ける．

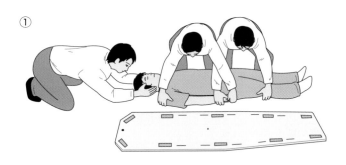

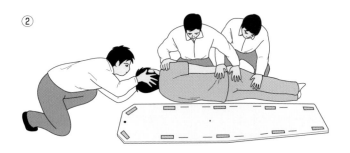

問題 1

脊椎損傷の受傷機転と病変の組み合わせで正しいのはどれか．
1つ選べ． （第40回・A問104）

1．伸　長 ―――――― ジェファーソン骨折

2．回　旋 ―――――― ハングマン骨折

3．圧　迫 ―――――― 破裂骨折

4．過伸展 ―――――― 前方脱臼

5．過屈曲 ―――――― 環軸関節亜脱臼

答え　3

問題 2

脊髄外傷について正しいのはどれか．2つ選べ．
（第40回・A問111）

1．第6頸髄完全損傷では腹式呼吸を呈する．

2．神経原性ショックでは四肢末梢が冷たい．

3．前脊髄型損傷では上肢が強く障害される．

4．中心性脊髄損傷では下肢が強く障害される．

5．胸髄の横断性損傷では直腸膀胱障害が起こる．

答え　1, 5

問題 3

55歳の男性．オートバイ運転中に転倒し受傷した．頸部の痛みと左上肢のしびれ感とがあったため本人が救急要請した．救急隊到着時観察所見：意識清明．呼吸数24/分．脈拍96/分，整．血圧126/68mmHg．SpO₂値98%．左側頭部と左肩とに打撲痕と擦過傷とを認める．歩行可能であるが，左肘を屈曲できず左手指を動かせない．この運動麻痺の原因として最も考えられるのはどれか．1つ選べ．
（第41回・D問35）

1．前脊髄型損傷

2．引き抜き損傷

3．急性硬膜下血腫

4．中心性脊髄損傷

5．びまん性軸索損傷

答え　2

4 胸部外傷

重要度 ★★★

●胸部外傷の問題では， ·····················

①緊張性気胸

②心タンポナーデ

③フレイルチェスト

に関する問題が多く出題されている．

毎回，4問程度の出題があり，各種の胸部外傷の特徴的な症状を問われることが多い．とくに胸部外傷は似たような症状を呈するものがあるので，整理して覚えよう！

★胸部外傷

胸部には心臓，肺，気管・気管支，大動脈・大静脈，食道などの重要な臓器がある．これらの損傷は気道，呼吸，循環の異常に直結するため，胸部外傷は緊急性が非常に高い．

胸部外傷の85％は開胸せずに呼吸管理や胸腔・心嚢への穿刺，およびドレナージにより対応できるという報告があり，プレホスピタルにおいても早期の対応により救命につながる外傷である．

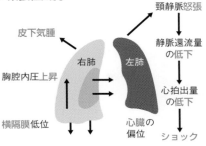

▶緊張性気胸

頸静脈怒張

皮下気腫

静脈還流量
の低下

右肺 左肺

胸腔内圧上昇

心拍出量
の低下

横隔膜低位

心臓の
偏位

ショック

呼吸音：患側＜健側

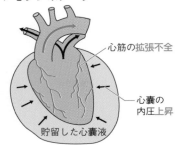

▶心タンポナーデ

心筋の拡張不全

心嚢の
内圧上昇

貯留した心嚢液

呼吸音：左右差なし

★胸部外傷と緊急処置

外傷	フレイルチェスト	緊張性気胸	開放性気胸	心タンポナーデ
概要	肋骨の分節骨折により吸気時に陥没し，呼気時に膨隆する	肺挫傷などにより胸腔内圧が異常に上昇した結果，静脈還流障害による心拍出量の低下などをきたしている状態	胸壁に穴があき，胸腔が大気と交通することにより生じる気胸である	血液などの心嚢内への貯留により，心拍出量が低下する
症状	奇異性呼吸 胸壁運動による疼痛	閉塞性ショック 頸静脈怒張 健側への気管偏位 呼吸音の左右差 【注意事項】 陽圧換気により悪化する	呼吸困難 チアノーゼ 低酸素血症	ベックの三徴 ● 血圧低下 ● 静脈圧上昇 ● 心音微弱 奇脈 心電図上の低電位
処置	半周固定	穿刺脱気	三辺テーピング	心嚢穿刺
写真				

★心臓外傷危険区域

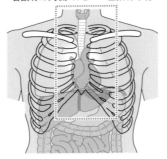

右鎖骨の内側 1/3　　左鎖骨中線

★皮下気腫

　皮下組織内に空気がたまった状態であり，気胸や気管・気管支損傷，食道損傷などが原因で起こる．皮下気腫に触れると新雪を握ったような感覚があり，これを握雪感という．

★外傷性窒息

　胸部を強く圧迫されることで発症する．顔面や頸部を中心に紫紅色の腫脹と多数の溢血斑が出現する．低酸素血症により意識障害をきたすこともある．

★心臓振盪

　胸壁に瞬間的な外力が加わることにより，心室細動を起こすことがあり，これを心臓振盪という．若年者に多く，野球やソフトボール，アイスホッケーやラクロスなど比較的小さい球やパックを使う競技で多いといわれている．

問題 **1** 心タンポナーデでみられる所見はどれか．1つ選べ．

（第43回・A問104）

1．心音の増強

2．脈圧の増加

3．頸静脈の虚脱

4．心電図の低電位

5．収縮期血圧の上昇　　　　　　　　　　　　　答え　4

問題 **2** 緊張性気胸傷病者の観察について正しいのはどれか．2つ選べ．

（第41回・A問73）

1．患側の打診で濁音を呈する．

2．患側の触診で握雪感を触れる．

3．視診で気管が患側へ偏位する．

4．聴診で患側の呼吸音が大きくなる．

5．視診で患側の胸郭が膨隆している．　　　　　答え　2, 5

問題 **3** 外傷性窒息に特徴的なのはどれか．1つ選べ．

（第42回・B問29）

1．喉頭の外傷

2．心破裂の合併

3．下腹部の打撲痕

4．頭蓋内出血の合併

5．眼瞼結膜の点状出血　　　　　　　　　　　　答え　5

5 熱 傷

重要度 ★★★

●熱傷・電撃症の問題では，

①受傷直後の症状
②受傷後の合併症
③熱傷の観察方法と処置

に関する問題が多く出題されている.

　毎回，3問程度の出題があり，写真からの熱傷深度の判定や，症状，処置の判断などを臨床問題の形式で出題されることが多いのでしっかり覚えよう！

★熱傷・電撃症

　皮膚は44℃程度の低温では6〜7時間，60℃では約10秒，70℃以上では1秒で熱傷を生じるといわれている．狭義の熱傷は火や熱湯による，いわゆる火傷であるが，広義の熱傷では電撃症，化学損傷，放射線損傷なども含まれる．

　熱傷は大きく以下4つの病期に分けられる．①循環血液量減少によるショック期，②毛細血管透過性亢進の改善によるショック離脱期，③細菌，真菌感染による敗血症，肺炎などの感染期，④熱傷創が上皮化することによる回復期である．

　プレホスピタルにおいては受傷形態，受傷部位，熱傷の深度，熱傷範囲からの病院選定が重要となる．

★ 熱傷・電撃症の症状

熱傷	ヘモグロビン尿 喉頭浮腫 白血球増多　　（急性期） 低蛋白血症 尿量減少 羊皮紙様皮膚（Ⅲ度） 水疱（Ⅱ度） 敗血症〔感染期（5日以内）〕	電撃症	心室細動 組織壊死 知覚鈍麻 樹枝状の発赤（電紋） ミオグロビン尿

★ 熱傷深度

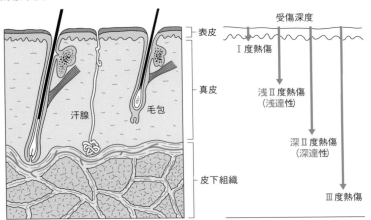

	Ⅰ　度	浅達性Ⅱ度	深達性Ⅱ度	Ⅲ　度
臨床所見	発赤のみ	水疱形成，強い自発痛，圧痛	表皮剝離，水疱形成，鈍痛，知覚鈍麻	白色で伸展性のない皮膚，疼痛なし
治療期間	1～3日	2週間	3～4週間	数ヵ月（要手術）

★熱傷面積の測定法

▶9の法則

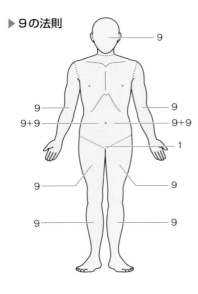

▶手掌法

指を含む手掌を体表面積の1%とする方法

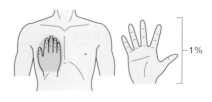

▶5の法則

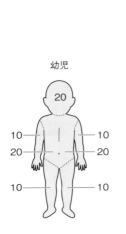

幼児

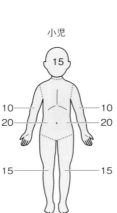

小児

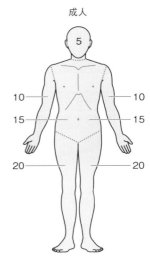

成人

▶ルンド・ブラウダーの法則

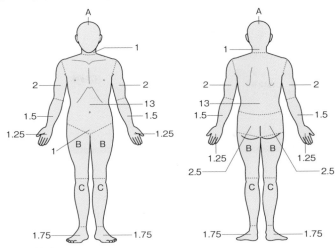

▶年齢による算出

部位 \ 年齢	0	1	5	10	15	成人
頭部・顔面（A）の 1/2	9.5	8.5	6.5	5.5	4.5	3.5
一側大腿（B）の 1/2	2.5	3.25	4	4.25	4.5	4.75
一側下腿（C）の 1/2	2.5	2.5	2.75	3	3.25	3.5

★熱傷の重傷度・緊急度判断

▶アルツ（Artz）の基準

重症熱傷 （総合病院で入院加療が必要）	Ⅱ度熱傷で 30％以上のもの Ⅲ度熱傷で 10％以上のもの 顔面，手，足の熱傷 気道熱傷合併 軟部組織の損傷や骨折を伴うもの
中等症熱傷 （一般病院で入院加療が必要）	Ⅱ度熱傷で 15～30％未満のもの Ⅲ度熱傷で 10％以下のもの（顔面，手，足を除く）
軽症熱傷 （外来治療でよいもの）	Ⅱ度熱傷で 15％以下のもの Ⅲ度熱傷で 2％以下のもの

▶ **熱傷指数（burn index：BI）**

熱傷指数（1/2×Ⅱ度熱傷面積％＋Ⅲ度熱傷面積％）

＊10 以上は重傷と判断する.

▶ **熱傷予後指数（prognostic burn index：PBI）**

熱傷指数（BI）＋年齢

＊100 以上は予後不良である.

★ 嗄<ruby>声<rt>さ</rt></ruby>

声帯や声帯を司る筋肉の障害で，声がかすれる症状である. **気道熱傷**や**反回神経麻痺**などが原因で起こる.

★ 気道熱傷

閉鎖空間で煙にまかれたという状況で生じることがある. 顔面熱傷，眉毛・まつ毛・鼻毛の焼失さらに，呼吸困難や嗄声，痰へのすすの混入などが症状として考えられる. **一酸化炭素中毒**の合併症が高い.

★ 敗血症

細菌によって引き起こされたSIRS（**全身性炎症反応症候群**）である. 敗血症になると**ショック**，DIC（**播種性血管内凝固症候群**），**多臓器不全**などを合併し，死に至ることがある.

問題 1　Ⅲ度熱傷を疑う症候はどれか．１つ選べ．

（第43回・B問28）

1．発　赤
2．水疱形成
3．白色皮膚
4．創部の出血
5．強い自発痛

答え　3

問題 2　右上肢全体と胸部前面とのⅡ度熱傷の場合，９の法則で熱傷面積は約何％になるか．１つ選べ．

（第44回・A問100）

1．9%
2．18%
3．27%
4．36%
5．45%

答え　2

問題 3　アルツの基準で中等症熱傷と診断されるのはどれか．１つ選べ．

（第41回・A問110）

1．手掌熱傷
2．骨折の合併
3．背部Ⅲ度1%
4．気道熱傷の合併
5．胸腹部Ⅱ度18%

答え　5

付　録

必修問題対策

●絶対に覚えよう！　必修問題対策 ································

★人体の構造と機能
- ❑　脊髄神経の支配領域を体表の皮膚に示したものを**デルマトーム**という
- ❑　人体で最大の重量を占める組織は**筋組織**である
- ❑　矢状面上で行われる動きを**屈曲・伸展**という
- ❑　甲状軟骨は「アダムのリンゴ」や「のど仏」といわれる
- ❑　ミトコンドリアは ATP（アデノシン三リン酸）を合成する
- ❑　リボソームは蛋白質を合成する
- ❑　細胞内液の成分でもっとも多いイオンは**カリウム**である
- ❑　細胞外液（血漿，組織間質液）の成分でもっとも多いイオンは**ナトリウム**である
- ❑　酸塩基平衡とは酸と塩基のバランスのことである

★神経系
- ❑　代表的な神経伝達物質は**アドレナリン，ノルアドレナリン，ドパミン，アセチルコリン**である
- ❑　ウェルニッケ中枢は感覚性言語中枢である
- ❑　ブローカー中枢は運動性言語中枢である
- ❑　身体の平衡と姿勢の制御を行う中枢神経組織の部位は**小脳**である
- ❑　低血糖で障害されやすい臓器は**脳**である
- ❑　交感神経の神経伝達物質は**ノルアドレナリン**である
- ❑　副交感神経の神経伝達物質は**アセチルコリン**である

★感覚系
- ❑　耳小骨は**ツチ骨，キヌタ骨，アブミ骨**である
- ❑　外耳は**耳介**と**外耳道**からなる
- ❑　内耳は**前庭器官，三半規管，蝸牛**からなる
- ❑　平衡感覚は**三半規管**で感知される

★ 呼吸系

- ❏ 気管・気管支は U 字型の軟骨で形成されている
- ❏ 右気管支は左気管支に比べて短く，正中線に対する角度が小さい
- ❏ おもな呼吸筋は横隔膜と肋間筋である
- ❏ 腹式呼吸は横隔膜で行われる
- ❏ 安静時に 1 回の呼吸で吸い込む空気の量を 1 回換気量という

★ 循環系

- ❏ 心臓は心外膜（外層），心筋（中層），心内膜（内層）の 3 層から構成される
- ❏ 心臓は自動能を有する
- ❏ 右心房と右心室の間にあるのは三尖弁である
- ❏ 左心房と左心室の間にあるのは僧帽弁である
- ❏ 心拍数は自律神経によって変化する
- ❏ 冠状動脈への血流は大部分が拡張期に流れる

★ 消化系

- ❏ デンプンは小腸で吸収される
- ❏ 蛋白質は十二指腸から小腸で吸収される
- ❏ 脂肪は小腸で吸収される
- ❏ 水分は小腸と大腸で吸収される
- ❏ ビタミンは小腸で吸収される
- ❏ 食道は食道起始部，気管分岐部，食道裂孔部の 3 つの生理的狭窄部がある
- ❏ 胃の入口部は噴門である
- ❏ 膵臓のランゲルハンス島 α 細胞からはグルカゴン，β 細胞からはインスリンが分泌される

★ 泌尿系・内分泌系

- ❏ 右腎は肝臓の影響で，左腎よりやや下方にある
- ❏ 腎臓の形はそら豆に似た形状で，赤褐色調である
- ❏ 成長ホルモンは下垂体前葉から分泌される
- ❏ 下垂体後葉から分泌されるホルモンは抗利尿ホルモンとオキシトシンである
- ❏ 副腎髄質からはアドレナリンとノルアドレナリンが分泌される

★血液系・免疫系

- ❑ 赤血球と血小板は核をもたない
- ❑ 血液中で酸素を運搬するのはヘモグロビンである
- ❑ 血管内ではアルブミンが膠質浸透圧の維持の働きをしている
- ❑ 血栓を溶かすことを線溶という
- ❑ 赤血球が破壊されることを溶血という
- ❑ マクロファージは非特異的免疫である
- ❑ アナフィラキシーショックはⅠ型アレルギーである

★筋・骨格系・皮膚

- ❑ 筋肉には骨格筋，平滑筋，心筋の3種類がある
- ❑ 骨格筋は横紋筋であり，随意筋である
- ❑ 平滑筋は不随意的に，かつ自動的に働く筋肉であり，内臓筋と呼ばれる
- ❑ 平滑筋は自律神経の支配を受ける
- ❑ 若年者の骨髄は造血組織としての機能をもつ

★観　察

- ❑ バイタルサインに含まれる項目は呼吸，脈拍，血圧，体温であり，ときに意識を含むこともある
- ❑ JCS2では見当識障害がある
- ❑ 間欠性跛行は閉塞性動脈硬化症，バージャー病，椎間板ヘルニア，脊椎すべり症に伴う馬尾神経の圧迫で認められる
- ❑ くも膜下出血，髄膜炎では髄膜刺激症状が認められる
- ❑ 項部硬直，ケルニッヒ徴候，ブルジンスキー徴候などは髄膜刺激症状である
- ❑ 慢性呼吸不全では胸部の樽状変形，口すぼめ呼吸がみられる
- ❑ 房室ブロック，頸髄損傷，頭蓋内圧亢進，有機リン中毒では徐脈がみられる
- ❑ 頭蓋底骨折ではブラックアイとバトル徴候がみられる
- ❑ JCSにおいてRは不穏状態，Ⅰは尿失禁，Aは自発性喪失状態を示す
- ❑ ブルンベルグ徴候（反跳痛），筋性防御（デファンス），腸雑音の消失は腹膜刺激症状である
- ❑ 胸膜炎では胸膜摩擦音を呈する
- ❑ 片側の呼吸音減弱の原因には無気肺，気胸，横隔膜ヘルニアがあげられる
- ❑ 胸部の打診で鼓音を呈するのは気胸であり，濁音を呈するのは血胸である
- ❑ 橋出血では瞳孔は縮瞳（ピンホール）する

- 食道静脈瘤破裂では**手掌紅斑，クモ状血管腫，黄疸，腹壁皮下静脈の怒張（メ ズサの頭）**がみられる
- 死後硬直がもっとも早くはじまる関節は顎関節である
- 死斑，死後硬直，角膜混濁は早期死体現象である
- 自家融解，腐敗，ミイラ化，白骨化は晩期死体現象である

★処　置

- 救急救命士の気管挿管の適応は**心肺停止状態（心臓，および呼吸機能停止状態）**である
- 異物や片肺挿管は**右気管支**に入りやすい
- 経鼻エアウエイのサイズは鼻尖部と**下顎角**を指標とする
- 経鼻エアウエイは**くも膜下出血，頭蓋底骨折**が疑われるときは使用しない
- パルスオキシメータはヘモグロビンの酸素結合率を測る
- トリプルエアウエイマニューバーとは**下顎挙上，頭部後屈顎先挙上，開口**を同時に行う手技である
- 触診での血圧測定では**収縮期血圧**のみ測定できる
- 中毒物質服用時と妊娠後期は**左側臥位**で搬送する
- うっ血性心不全，喘息では**起坐位**で搬送する
- 救急救命士が心肺機能停止前に行うことができる救急救命処置は，低血糖に対する**ブドウ糖投与**と，乳酸リンゲル液を用いた**静脈路確保および輸液**である
- 輸液ボトルを高くすると輸液速度は速くなる
- 電気的除細動では単相性より二相性のほうが**心筋障害が少ない**
- アドレナリン投与の対象は**心臓機能停止状態**の傷病者である
- アドレナリン投与の適応は**目撃のない心静止以外**である
- 腹部刺創，骨盤骨折では**ログロール**は禁忌である
- 心肺機能停止状態でない傷病者に静脈路確保および輸液をする対象は，**ショック状態（心原性ショックを除く）**，または**クラッシュ症候群**が疑われるものである
- 心肺機能停止前の救急救命処置で行う輸液は，**心原性ショックは対象外**である
- くも膜下出血が疑われる傷病者には**血糖の測定は実施しない**

★医薬品

- 危険なく用いることができる最大の投与量が**極量**である
- 薬物の血中濃度がもっとも早く上昇する投与経路は**静脈内注射**である

- ❏ コカイン，アンフェタミン，バルビツール酸系薬物は精神依存作用を有する
- ❏ モルヒネは精神依存と身体依存を有する
- ❏ アドレナリンには心収縮力を増強させる効果がある
- ❏ 乳酸リンゲル液は循環血液量を増加させる効果があるため，出血性ショックに使用される
- ❏ 医薬品は医療用医薬品と一般医薬品に大別される
- ❏ 劇薬より毒薬のほうが作用が強い
- ❏ 毒薬は施錠して保管しなければならない
- ❏ アドレナリンは劇薬である
- ❏ アドレナリンの保管方法は室温保存，遮光保存である
- ❏ アトロピンは副交感神経遮断薬であり，徐脈に対して使用される
- ❏ リドカインは不整脈治療薬，および局所麻酔薬である

★検　査

- ❏ 血液の pH が 7.35 以下の場合はアシドーシスである
- ❏ 超音波検査は胎児診断に用いられる
- ❏ レントゲンと CT 検査は X 線（放射線）を用いた検査である
- ❏ MRI 検査は磁気を用いた検査である

★公衆衛生・社会保障

- ❏ 日本人の死因順位（2019 年厚生労働省人口動態統計より）

死因順位	死　因
1	悪性新生物
2	心疾患
3	老衰
4	脳血管疾患
5	肺炎

- ❏ 胃癌による死亡は減少している
- ❏ 交通事故死は減少傾向にある
- ❏ 男性の喫煙率は減少傾向にある

❏　精神保健福祉法に定められた入院形態

任意入院	・患者本人の同意による入院
医療保護入院	・患者本人の同意が得られず，保護者または市区町村長の同意による非自発的入院 ・精神保健指定医の診察により判定
措置入院	・自傷他害のおそれが強い場合 ・都道府県知事命令による非自発的入院 ・精神保健指定医2名の診察による判定の一致を要する（国都道府県立精神病院，その他の指定病院のみ）
緊急措置入院	・措置入院が急速を要し，手続きが間に合わない場合 ・精神保健指定医1名の診察により判定 ・72時間まで（国都道府県立精神病院，その他の指定病院のみ）
応急入院	・上記のいずれにも該当せず，かつ医療上急速を要する場合の非自発的入院 ・精神保健指定医の診察により判定 ・72時間まで ・応急入院指定病院のみ

❏　結核は**空気感染**する

❏　マラリアは**ハマダラカ**を媒介とする

❏　帯状疱疹は**ヘルペスウイルス**が原因である

❏　流行性耳下腺炎（おたふくかぜ）は**ムンプスウイルス**が原因である

❏　感染症の種類（1〜4類のみ）

1類	エボラ出血熱，クリミア・コンゴ出血熱，痘瘡，南米出血熱，ペスト，マールブルグ病，ラッサ熱
2類	急性灰白髄炎，結核，ジフテリア，重症急性呼吸器症候群(病原体がコロナウイルス属SARSコロナウイルスであるものに限る)，中東呼吸器症候群(病原体がベータコロナウイルス属MERSコロナウイルスであるものに限る)，鳥インフルエンザ(H5N1)
3類	コレラ，腸管出血性大腸菌感染症，細菌性赤痢，腸チフス，パラチフス
4類	E型肝炎，ウエストナイル熱(ウエストナイル脳炎を含む)，A型肝炎，エキノコックス症，黄熱，オウム病，オムスク出血熱，回帰熱，キャサヌル森林熱，Q熱，狂犬病，コクシジオイデス症，サル痘，腎症候性出血熱，西部ウマ脳炎，ダニ媒介脳炎，炭疽，ツツガムシ病，デング熱，東部ウマ脳炎，鳥インフルエンザ(H5N1を除く)，ニパウイルス感染症，日本紅斑熱，日本脳炎，ハンタウイルス肺症候群，Bウイルス病，鼻疽，ブルセラ症，ベネズエラウマ脳炎，ヘンドラウイルス感染症，発しんチフス，ボツリヌス症，マラリア，野兎病，ライム病，リッサウイルス感染症，リフトバレー熱，類鼻疽，レジオネラ症，レプトスピラ症，ロッキー山紅斑熱，ジカウイルス感染症，重症性熱性血小板減少症候群，チクングニア熱

★医の倫理

- ❏ インフォームドコンセントが示されたのは**ヘルシンキ宣言**である
- ❏ 尊厳死の考えが示されたのは**リスボン宣言**である
- ❏ 蘇生拒否を **DNR**（do not resuscitation）という
- ❏ リビングウイルとは**生前の遺言**という意味をもつ

★救急医療体制

- ❏ 特定行為の具体的な指示は**オンライン（直接的）**メディカルコントロールである
- ❏ 医師による医学的な判断や助言は**オンライン（直接的）**メディカルコントロールである
- ❏ 事後検証は**オフライン（間接的）**メディカルコントロールである

★災害医療

- ❏ 子ども，妊婦，高齢者，障害者，慢性疾患患者，旅行者は**要配慮者（災害弱者）**である
- ❏ 災害は**自然災害，人為災害，特殊災害**に分類される
- ❏ 特殊災害とは**放射線事故，有毒物質の拡大汚染，自然災害と人為災害の混合型**である
- ❏ START 方式トリアージでは，循環は**爪床圧迫テスト**で評価する
- ❏ START 方式トリアージでは，歩行ができれば**緑タッグ**である
- ❏ 災害時医療対応の活動原則：**CSCATTT**

C	Command and Cotrol	指揮命令と調整
S	Safety	安全
C	Communication	情報伝達
A	Assessment	評価
T	Triage	トリアージ
T	Treatment	治療
T	Transportation	搬送

★心肺停止

- ❏ 無脈性心室頻拍と心室細動は**電気的除細動**の適応である
- ❏ 高二酸化炭素血症は心停止の直接の原因にはならない

- ❏ 気胸や胸骨骨折，肝損傷は**一次救命処置**の合併症である
- ❏ 一般市民が行う心肺蘇生法では合目的な体動や正常な呼吸があれば**心拍再開**と判断する
- ❏ 心停止症例に対する**ウツタイン様式**は国際的な基準である

★ショック

- ❏ 緊張性気胸，心タンポナーデ，肺血栓塞栓症は**閉塞性ショック**に分類される
- ❏ 脊髄損傷は**神経原性ショック**の原因となる
- ❏ **アナフィラキシーショック**の原因はハチ，ハムスター，ソバなどである
- ❏ アナフィラキシーに対する自己注射製剤として**エピペン®**がある

★神経系疾患

- ❏ **小脳出血**では協調運動障害，めまいがみられる
- ❏ **パーキンソン病**では小刻み歩行，前傾前屈姿勢，安静時振戦の症状がみられる
- ❏ **脳出血**は脳動静脈奇形，脳腫瘍，脳動脈瘤破裂，もやもや病などが原因である
- ❏ **くも膜下出血**は神経学的所見がみられないこともある
- ❏ くも膜下出血の症状には激しい**頭痛**，悪心・嘔吐，重症では意識障害がある
- ❏ **頭蓋内圧亢進**の三徴は頭痛，嘔吐，うっ血乳頭である

★呼吸系疾患

- ❏ 過換気症候群は**呼吸性アルカローシス**の原因となる
- ❏ 気道閉塞では**シーソー呼吸**がみられる
- ❏ 長期臥床は**肺血栓塞栓症**のリスクファクターである
- ❏ 気管支喘息は呼気延長（呼気性呼吸困難），乾性ラ音の症状がみられる
- ❏ 気管支喘息時には**スクイジング**が有効である
- ❏ **慢性閉塞性肺疾患**では胸部の樽状変形，頸静脈の怒張，チアノーゼがみられる

★循環系疾患

- ❏ **急性心筋梗塞**では心窩部痛がみられる
- ❏ 20分以上続く胸痛，左肩への放散痛，肺水腫，悪心・嘔吐は**急性心筋梗塞**の症状である
- ❏ **急性心筋梗塞**では心電図で ST 上昇，T 波の増高がみられる

- ❑ 急性心筋梗塞と不安定狭心症は**急性冠症候群**である
- ❑ クエン酸シルデナフィル服用中の患者には**ニトログリセリンは禁忌**である
- ❑ 急性大動脈解離の合併症に**心タンポナーデ，急性心筋梗塞**がある
- ❑ 急性大動脈解離では**背部痛，移動痛，血圧の左右差**が特徴的である
- ❑ うっ血性心不全では**起坐呼吸**がみられる
- ❑ 不安定狭心症は**心筋梗塞に移行**しやすい
- ❑ 右心不全では**下腿浮腫，頸静脈怒張，腹水貯留**がみられる
- ❑ 失神発作の原因となる疾患
  - 起立性低血圧
  - アダムス・ストークス症候群
  - 排尿
  - 発作性心室頻拍
  - 完全房室ブロック
  - 血管迷走神経反射

★消化系疾患

- ❑ 単純性腸閉塞は緩徐にはじまる**間欠的な腹痛**である
- ❑ 絞扼性腸閉塞は突発性の**持続的な腹痛**である
- ❑ 単純性腸閉塞は**腸雑音が亢進，金属音**が聴取できる
- ❑ 小児の腸重積に特徴的な便は**イチゴゼリー状便**である
- ❑ 急性虫垂炎では**発熱**がみられる
- ❑ もっとも重症化する肝炎は**B型肝炎**である
- ❑ 肝硬変の多くは**ウイルス**が原因である
- ❑ 胆道感染症において悪寒戦慄を伴う**高熱，右上腹部痛，黄疸**をシャルコーの**三徴**という
- ❑ 急性閉塞性化膿性胆管炎においてシャルコーの三徴に**ショック，意識障害**が加わったものを**レイノルズの五徴**という

★泌尿・生殖系疾患

- ❑ 尿路結石は**肉眼的血尿**をきたす

★代謝・内分泌・栄養系疾患

- ❑ **甲状腺腫大，眼球突出，頻脈**はバセドウ病の症状である
- ❑ 糖尿病性ケトアシドーシスでは，**クスマウル大呼吸，アセトン臭（フルーツガム臭），口渇**がみられる

- ❑ 低血糖では冷汗，気分不快，昏睡などがみられる

★外　傷

- ❑ デグロービング損傷は回転機械により起こる
- ❑ 重症外傷で最優先すべきなのは生理学的評価である
- ❑ 挫滅症候群では救出前に大量の輸液をすることが望ましい
- ❑ 頭部外傷においてクッシング徴候（徐脈・高血圧），嘔吐は頭蓋内圧亢進症状である
- ❑ 瞳孔不同，血圧上昇，片麻痺は頭蓋内圧上昇を疑う所見である
- ❑ 前頭蓋底骨折ではブラックアイ（パンダの眼徴候）がみられる
- ❑ 中頭蓋底骨折ではバトル徴候がみられる
- ❑ 脊髄の完全損傷では損傷部以下の全運動麻痺と全知覚脱失を呈する
- ❑ 脊髄損傷だけでは意識障害はみられない
- ❑ 緊張性気胸と心タンポナーデの鑑別に有用な症状は呼吸音の左右差である
- ❑ 緊張性気胸，心タンポナーデは頸静脈怒張の症状を呈する
- ❑ 心タンポナーデにおけるベックの三徴は静脈圧上昇，血圧低下，心音微弱である
- ❑ 外傷性窒息では眼瞼結膜の点状出血を認める
- ❑ フレイルチェストでは吸気時に受傷部位が陥没する

★中　毒

- ❑ 一酸化炭素中毒では SpO_2 の値にかかわらず，酸素投与を行う
- ❑ 一酸化炭素は無臭である
- ❑ 急性睡眠薬中毒では呼吸抑制がみられる

国試に出る数値

●国試に出る数値─必須ポイント ·······························

★人体の構造と機能 ─────────────────

- ❏　ヒトの頸椎は 7 個である
- ❏　後頸部で小隆起として容易に触れる脊椎は第 7 頸椎である
- ❏　肋骨は 12 対である
- ❏　気管分岐部は第 4 ～ 6 胸椎の高さである
- ❏　人の体細胞の染色体は 46 個であり，そのうち性染色体は 2 個である
- ❏　体重に占める水の割合：乳児は約 75％，成人男性は約 60％，成人女性は約 55％である
- ❏　血液の量は体重の 1/12 ～ 1/13 である
- ❏　血液のうち，血球成分は約 45％，血漿は 55％である
- ❏　動脈血の pH の正常値は 7.35 ～ 7.45 である
- ❏　成人が 1 日に摂取する水分量は，2,000 ～ 2,500mL である
- ❏　成人が 1 日に排泄する水分は，尿から 1,500mL，汗などの不感蒸泄から 700 ～ 1,000mL，糞便から 100mL である

★神経系 ─────────────────────────

- ❏　脳神経は 12 対である
- ❏　全脳の重量は成人で約 1,300g である
- ❏　脊髄神経は 31 対である
- ❏　脊髄の長さは約 40cm，太さは約 1cm である
- ❏　第 3 ～第 5 頸髄から横隔膜神経が出ている
- ❏　成人の髄液の総量は 120 ～ 150mL である
- ❏　髄液は 1 日約 500mL 産生される
- ❏　脳の酸素消費量は全身の酸素消費量の約 20％を占める
- ❏　脳血流量は全身の血流量の約 15％に相当する
- ❏　脳梗塞に対する t-PA（血栓溶解療法）の適応は 4.5 時間以内である

★ 呼吸系

- 気管の長さは約 10cm，太さは 15 ～ 20mm である
- 右気管支の長さは約 2cm，角度は 20 ～ 25°である
- 左気管支の長さは約 5cm，角度は 40 ～ 45°である
- 切歯から気管分岐部までの距離は成人男性で約 25cm，女性で約 23cm である
- 横隔膜は第 3～5 頸髄からの横隔神経で支配されている
- 成人の 1 回換気量は約 500mL である
- PaO_2 が 60mmHg のとき SaO_2 は 90％である

★ 循環系

- 心臓の重さは約 250g で人の手拳大の大きさである
- 成人の循環血液量は約 5L で体重の約 1/13（8％）である
- 冠状動脈への血流は心拍出量の 5 ～ 10％である

★ 消化系

- 食道の長さは約 25cm である
- 食物の胃内停滞時間は 2～4 時間である
- 胃液は 1 日 1.0 ～ 1.5L 分泌される

★ 血液系

- 動脈血の pH は 7.35 ～ 7.45 である
- 赤血球の正常値は 500 万個 /mm^3 である
- 白血球の正常値は 5,000 ～ 10,000 個 /mm^3 である
- 血小板の正常値は 14 万～ 34 万個 /mm^3 である
- 赤血球の寿命は 80 ～ 120 日である
- 血小板の寿命は 8 ～ 11 日である

★ 公衆衛生

- おもな保健指標（2020 年度データ）

項　目	説　明	値
出生率	出生数 / 人口 × 1,000	7.0
死亡率	死亡数 / 人口 × 1,000	11.2

乳児死亡率	乳児死亡数 / 出生数 × 1,000 乳児とは生後 1 年未満の児	1.9
新生児死亡率	新生児死亡数 / 出生数 × 1,000 新生児とは生後 4 週(28 日)未満の児	0.9
周産期死亡率	(妊娠満 22 週以降の死産数 + 早期新生児死亡数)/ 出産(出生 + 妊娠満 22 週以降の死産)数 × 1,000 早期新生児とは生後 1 週間(7 日)未満の児	3.4
合計特殊出生率	(母の年齢別出生数 / 年齢別女子人口) 女性が出産可能な年齢を 15 歳から 49 歳までと規定 した場合の 1 人の女性が一生に産む子どもの数の平均	1.34
平均寿命	各年次の人口と死亡件数によって計算される 年齢別死亡(確)率に従って、0 歳児(出生児)の集団が 死ぬとしたときの平均死亡年齢(死亡年齢の期待値)	男 81.64 女 87.74

〔平成 30 年 わが国の人口動態—平成 28 年までの動向—, 厚生労働省政策統括官(統計・情報政策担当編), 2018 より作成〕

★ 救急医療体制

- ❏ 救命救急センターは各都道府県に 1 カ所以上, おおむね人口 100 万人に 1 カ所設置する
- ❏ 救急自動車には隊員 3 人以上および傷病者 2 人以上収容できるという要件がある
- ❏ 救急救命士法は 1991(平成 3)年に制定された

★ 観　察

- ❏ 脈拍数が 60 回 / 分以下を徐脈という
- ❏ 脈拍数が 100 回 / 分以上を頻脈という
- ❏ 総頸動脈のみで脈拍が触知できる場合の収縮期血圧の目安は 60mmHg である
- ❏ 収縮期血圧が 90mmHg 以下, または平時の収縮期血圧が 150mmHg 以上の場合に 60mmHg 以上血圧が低下した状態をショックという
- ❏ JCS300 は GCS3 に相当する
- ❏ 瞳孔の正常範囲は 2.5 ～ 4.5 である
- ❏ 健常成人の体温は, 1 日の変動幅は 1℃ 以内である
- ❏ GCS で除脳硬直は M2 である
- ❏ GCS で除皮質硬直は M3 である

★ 処　置

- 救急救命処置録は5年間の保存義務がある
- 標準的な体格の成人に用いる気管内チューブの内径は，男性7.5～8.0mm，女性7.0mmである
- 救急救命士による気管挿管の適応はコーマックグレード1のときである
- 標準的な体格の成人に用いるラリンゲアルマスクのサイズは4号である
- 気管内吸引の吸引時間は1回15秒以内とする
- ジャクソン・リースでは100%の吸入酸素濃度が得られる
- 酸素投与はSpO_2が96%未満で行い，SpO_2は90%以上を保つようにする
- AEDの小児用パッドは乳児から6歳に使用する
- 胸骨圧迫は100回/分のペースで行う
- 理想的条件下における胸骨圧迫で得られる脳・冠血流量は正常時の約30%である
- 静脈路確保に要する時間は1回当たり90秒以内にとどめる
- アドレナリンは3～5分おきに投与する
- 止血帯は30分程度を目安にゆるめる
- 四肢骨折は上下2関節を含めて固定する
- 心電図誘導法で心臓の刺激伝導系とほぼ並行する誘導はII誘導である
- START方式トリアージで呼吸が30回/分以上では赤タッグである
- 心肺機能停止状態でない傷病者に静脈路確保および輸液は15歳以上（推定も含む）が対象である
- 血糖測定を実施する傷病者はJCS10以上の意識障害の傷病者を目安とする
- ブドウ糖溶液の投与は血糖値が50mg/dL未満の傷病者である
- ブドウ糖溶液の投与は15歳以上（推定も含む）が対象である
- ブドウ糖溶液の投与は50%ブドウ糖溶液40mLを原則とする

★ 救急症候・疾病

- 心室細動では除細動が1分遅れるごとに生存退院率は7～10%低下する
- 胸骨圧迫による心拍出量は安静時の約30%である
- 乳児に対する胸骨圧迫は胸郭が厚みの1/3程度圧迫する
- 乳児に対する胸骨圧迫は2本の指で行う
- 20%の出血量では脈拍数は上がるが血圧は維持される
- 30～40%の出血量では血圧低下がみられる
- ショック指数1では出血量は約1,000mLである
- 最高血圧で20mmHg以上の較差がある場合は急性大動脈解離を疑う

- 妊娠中の循環血液量は 30 〜 32 週前後で最大となる
- 2,500g 未満の児は低出生体重児である
- 外傷の現場活動で全身観察は 2 分以内の完了を原則とする
- 細菌感染を防ぐ創傷処置のゴールデンタイムは受傷後 6 時間以内である
- Ⅲ度熱傷では疼痛がない
- キノコ中毒は 9 〜 10 月に多い
- 血中アルコール濃度が 300mg/dL 以上では昏睡状態となる

検印省略

イラストで解る
救急救命士国家試験直前ドリル

定価（本体 2,000円＋税）

2009年 2 月 1 日　第1版　第1刷発行
2013年 3 月21日　第2版　第1刷発行
2017年 8 月15日　第3版　第1刷発行
2021年11月 1 日　第4版　第1刷発行
2024年11月 2 日　同　　第3刷発行

監修者　田中 秀治
　　　　た なか　ひ で はる

編著者　喜熨斗智也
　　　　き の し ともや

発行者　浅井 麻紀

発行所　株式会社文光堂
　　　　〒113-0033　東京都文京区本郷7-2-7
　　　　TEL　(03)3813-5478（営業）
　　　　　　　(03)3813-5411（編集）

ⓒ田中秀治・喜熨斗智也, 2021　　　　　印刷・製本：広研印刷

ISBN978-4-8306-3976-0　　　　　Printed in Japan

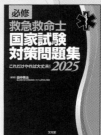
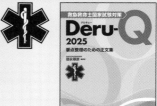